学校餐饮服务食品安全
相关法律法规及文件汇编

学校餐饮服务食品安全相关法律法规及文件汇编编委会　编

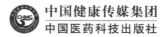

中国健康传媒集团
中国医药科技出版社

内容提要

随着学校餐饮业的快速发展，食源性疾病也明显增加，保证食品安全及食品卫生是避免食源性疾病发生的关键因素，为此，我国相继颁布、修订了与食品安全相关的法律法规及规范性文件，为真正落实食品安全法律法规和规范性文件要求，指导餐饮服务提供者规范经营行为，履行食品安全主体责任，提升食品安全管理能力，保证餐饮食品安全，我们组织编写了学校餐饮服务食品安全相关法律法规及文件汇编。本书收集了与学校餐饮服务食品安全相关的法律法规、文件等，适合餐饮监管人员和餐饮工作者使用。

图书在版编目（CIP）数据

学校餐饮服务食品安全相关法律法规及文件汇编 / 学校餐饮服务食品安全相关法律法规及文件汇编编委会编. — 北京：中国医药科技出版社，2020.4

ISBN 978-7-5214-1720-3

Ⅰ.①学… Ⅱ.①学… Ⅲ.①学校—饮食卫生—食品卫生法—汇编—中国　Ⅳ.①D922.169

中国版本图书馆 CIP 数据核字（2020）第 058816 号

美术编辑　陈君杞
版式设计　南博文化

出版　**中国健康传媒集团**｜中国医药科技出版社
地址　北京市海淀区文慧园北路甲 22 号
邮编　100082
电话　发行：010-62227427　邮购：010-62236938
网址　www.cmstp.com
规格　880×1230mm $^1/_{32}$
印张　8 $^1/_2$
字数　228 千字
版次　2020 年 4 月第 1 版
印次　2022 年 1 月第 2 次印刷
印刷　北京紫瑞利印刷有限公司
经销　全国各地新华书店
书号　ISBN 978-7-5214-1720-3
定价　45.00 元

获取新书信息、投稿、为图书纠错，请扫码联系我们。

前　言

随着学校餐饮业的快速发展，食源性疾病也明显增加，保证食品安全及食品卫生是避免食源性疾病发生的关键因素，为此，我国相继颁布、修订了与食品安全相关的法律法规及规范性文件，为真正落实食品安全法律法规和规范性文件要求，指导餐饮服务提供者规范经营行为，履行食品安全主体责任，提升食品安全管理能力，保证餐饮食品安全，我们组织编写了学校餐饮服务食品安全相关法律法规及文件汇编。

本书包括中华人民共和国食品安全法，中华人民共和国食品安全法实施条例、餐饮服务食品安全操作规范、食品安全抽样检验管理办法、餐饮服务食品安全监督检查操作指南、餐饮服务食品安全监督检查参考要点表、学校食品安全与营养健康管理规定、学生餐营养指南及其他与学校餐饮服务食品安全相关的文件、通知等。适合餐饮监管人员和餐饮工作者使用。

目　录

中华人民共和国食品安全法

〔2009年2月28日第十一届全国人民代表大会常务委员会第七次会议通过　2015年4月24日第十二届全国人民代表大会常务委员会第十四次会议修订　根据2018年12月29日第十三届全国人民代表大会常务委员会第七次会议《关于修改〈中华人民共和国产品质量法〉等五部法律的决定》修正　2021年4月29日全国人民代表大会常务委员会关于修改《中华人民共和国道路交通安全法》等八部法律的决定（含：消防法、进出口商品检验法、广告法、草原法、民用航空法、海关法、食品安全法）〕

第一章　总　则

第一条　为了保证食品安全，保障公众身体健康和生命安全，制定本法。

第二条　在中华人民共和国境内从事下列活动，应当遵守本法：

（一）食品生产和加工（以下称食品生产），食品销售和餐饮服务（以下称食品经营）；

（二）食品添加剂的生产经营；

（三）用于食品的包装材料、容器、洗涤剂、消毒剂和用于食品生产经营的工具、设备（以下称食品相关产品）的生产经营；

（四）食品生产经营者使用食品添加剂、食品相关产品；

（五）食品的贮存和运输；

（六）对食品、食品添加剂、食品相关产品的安全管理。

供食用的源于农业的初级产品（以下称食用农产品）的质量安全管理，遵守《中华人民共和国农产品质量安全法》的规定。但是，食用农产品的市场销售、有关质量安全标准的制定、有关安全信息的公布和本法对农业投入品作出规定的，应当遵守本法的规定。

第三条 食品安全工作实行预防为主、风险管理、全程控制、社会共治，建立科学、严格的监督管理制度。

第四条 食品生产经营者对其生产经营食品的安全负责。

食品生产经营者应当依照法律、法规和食品安全标准从事生产经营活动，保证食品安全，诚信自律，对社会和公众负责，接受社会监督，承担社会责任。

第五条 国务院设立食品安全委员会，其职责由国务院规定。

国务院食品安全监督管理部门依照本法和国务院规定的职责，对食品生产经营活动实施监督管理。

国务院卫生行政部门依照本法和国务院规定的职责，组织开展食品安全风险监测和风险评估，会同国务院食品安全监督管理部门制定并公布食品安全国家标准。

国务院其他有关部门依照本法和国务院规定的职责，承担有关食品安全工作。

第六条 县级以上地方人民政府对本行政区域的食品安全监督管理工作负责，统一领导、组织、协调本行政区域的食品安全监督管理工作以及食品安全突发事件应对工作，建立健全食品安全全程监督管理工作机制和信息共享机制。

县级以上地方人民政府依照本法和国务院的规定，确定本级食品安全监督管理、卫生行政部门和其他有关部门的职责。有关部门在各自职责范围内负责本行政区域的食品安全监督管理工作。

县级人民政府食品安全监督管理部门可以在乡镇或者特定区域设立派出机构。

第七条 县级以上地方人民政府实行食品安全监督管理责任制。上级人民政府负责对下一级人民政府的食品安全监督管理工作进行评议、考核。县级以上地方人民政府负责对本级食品安全监督管理部门和其他有关部门的食品安全监督管理工作进行评议、考核。

第八条　县级以上人民政府应当将食品安全工作纳入本级国民经济和社会发展规划，将食品安全工作经费列入本级政府财政预算，加强食品安全监督管理能力建设，为食品安全工作提供保障。

县级以上人民政府食品安全监督管理部门和其他有关部门应当加强沟通、密切配合，按照各自职责分工，依法行使职权，承担责任。

第九条　食品行业协会应当加强行业自律，按照章程建立健全行业规范和奖惩机制，提供食品安全信息、技术等服务，引导和督促食品生产经营者依法生产经营，推动行业诚信建设，宣传、普及食品安全知识。

消费者协会和其他消费者组织对违反本法规定，损害消费者合法权益的行为，依法进行社会监督。

第十条　各级人民政府应当加强食品安全的宣传教育，普及食品安全知识，鼓励社会组织、基层群众性自治组织、食品生产经营者开展食品安全法律、法规以及食品安全标准和知识的普及工作，倡导健康的饮食方式，增强消费者食品安全意识和自我保护能力。

新闻媒体应当开展食品安全法律、法规以及食品安全标准和知识的公益宣传，并对食品安全违法行为进行舆论监督。有关食品安全的宣传报道应当真实、公正。

第十一条　国家鼓励和支持开展与食品安全有关的基础研究、应用研究，鼓励和支持食品生产经营者为提高食品安全水平采用先进技术和先进管理规范。

国家对农药的使用实行严格的管理制度，加快淘汰剧毒、高毒、高残留农药，推动替代产品的研发和应用，鼓励使用高效低毒低残留农药。

第十二条　任何组织或者个人有权举报食品安全违法行为，依法向有关部门了解食品安全信息，对食品安全监督管理工作提出意见和建议。

第十三条 对在食品安全工作中做出突出贡献的单位和个人，按照国家有关规定给予表彰、奖励。

第二章 食品安全风险监测和评估

第十四条 国家建立食品安全风险监测制度，对食源性疾病、食品污染以及食品中的有害因素进行监测。

国务院卫生行政部门会同国务院食品安全监督管理等部门，制定、实施国家食品安全风险监测计划。

国务院食品安全监督管理部门和其他有关部门获知有关食品安全风险信息后，应当立即核实并向国务院卫生行政部门通报。对有关部门通报的食品安全风险信息以及医疗机构报告的食源性疾病等有关疾病信息，国务院卫生行政部门应当会同国务院有关部门分析研究，认为必要的，及时调整国家食品安全风险监测计划。

省、自治区、直辖市人民政府卫生行政部门会同同级食品安全监督管理等部门，根据国家食品安全风险监测计划，结合本行政区域的具体情况，制定、调整本行政区域的食品安全风险监测方案，报国务院卫生行政部门备案并实施。

第十五条 承担食品安全风险监测工作的技术机构应当根据食品安全风险监测计划和监测方案开展监测工作，保证监测数据真实、准确，并按照食品安全风险监测计划和监测方案的要求报送监测数据和分析结果。

食品安全风险监测工作人员有权进入相关食用农产品种植养殖、食品生产经营场所采集样品、收集相关数据。采集样品应当按照市场价格支付费用。

第十六条 食品安全风险监测结果表明可能存在食品安全隐患的，县级以上人民政府卫生行政部门应当及时将相关信息通报同级食品安全监督管理等部门，并报告本级人民政府和上级人民政府卫生行政部门。食品安全监督管理等部门应当组织开展进一步调查。

第十七条　国家建立食品安全风险评估制度，运用科学方法，根据食品安全风险监测信息、科学数据以及有关信息，对食品、食品添加剂、食品相关产品中生物性、化学性和物理性危害因素进行风险评估。

国务院卫生行政部门负责组织食品安全风险评估工作，成立由医学、农业、食品、营养、生物、环境等方面的专家组成的食品安全风险评估专家委员会进行食品安全风险评估。食品安全风险评估结果由国务院卫生行政部门公布。

对农药、肥料、兽药、饲料和饲料添加剂等的安全性评估，应当有食品安全风险评估专家委员会的专家参加。

食品安全风险评估不得向生产经营者收取费用，采集样品应当按照市场价格支付费用。

第十八条　有下列情形之一的，应当进行食品安全风险评估：

（一）通过食品安全风险监测或者接到举报发现食品、食品添加剂、食品相关产品可能存在安全隐患的；

（二）为制定或者修订食品安全国家标准提供科学依据需要进行风险评估的；

（三）为确定监督管理的重点领域、重点品种需要进行风险评估的；

（四）发现新的可能危害食品安全因素的；

（五）需要判断某一因素是否构成食品安全隐患的；

（六）国务院卫生行政部门认为需要进行风险评估的其他情形。

第十九条　国务院食品安全监督管理、农业行政等部门在监督管理工作中发现需要进行食品安全风险评估的，应当向国务院卫生行政部门提出食品安全风险评估的建议，并提供风险来源、相关检验数据和结论等信息、资料。属于本法第十八条规定情形的，国务院卫生行政部门应当及时进行食品安全风险评估，并向国务院有关部门通报评估结果。

第二十条　省级以上人民政府卫生行政、农业行政部门应当及时相互通报食品、食用农产品安全风险监测信息。

国务院卫生行政、农业行政部门应当及时相互通报食品、食用农产品安全风险评估结果等信息。

第二十一条　食品安全风险评估结果是制定、修订食品安全标准和实施食品安全监督管理的科学依据。

经食品安全风险评估，得出食品、食品添加剂、食品相关产品不安全结论的，国务院食品安全监督管理等部门应当依据各自职责立即向社会公告，告知消费者停止食用或者使用，并采取相应措施，确保该食品、食品添加剂、食品相关产品停止生产经营；需要制定、修订相关食品安全国家标准的，国务院卫生行政部门应当会同国务院食品安全监督管理部门立即制定、修订。

第二十二条　国务院食品安全监督管理部门应当会同国务院有关部门，根据食品安全风险评估结果、食品安全监督管理信息，对食品安全状况进行综合分析。对经综合分析表明可能具有较高程度安全风险的食品，国务院食品安全监督管理部门应当及时提出食品安全风险警示，并向社会公布。

第二十三条　县级以上人民政府食品安全监督管理部门和其他有关部门、食品安全风险评估专家委员会及其技术机构，应当按照科学、客观、及时、公开的原则，组织食品生产经营者、食品检验机构、认证机构、食品行业协会、消费者协会以及新闻媒体等，就食品安全风险评估信息和食品安全监督管理信息进行交流沟通。

第三章　食品安全标准

第二十四条　制定食品安全标准，应当以保障公众身体健康为宗旨，做到科学合理、安全可靠。

第二十五条　食品安全标准是强制执行的标准。除食品安全标准外，不得制定其他食品强制性标准。

第二十六条　食品安全标准应当包括下列内容：

（一）食品、食品添加剂、食品相关产品中的致病性微生物，农药残留、兽药残留、生物毒素、重金属等污染物质以及其他危害人体健康物质的限量规定；

（二）食品添加剂的品种、使用范围、用量；

（三）专供婴幼儿和其他特定人群的主辅食品的营养成分要求；

（四）对与卫生、营养等食品安全要求有关的标签、标志、说明书的要求；

（五）食品生产经营过程的卫生要求；

（六）与食品安全有关的质量要求；

（七）与食品安全有关的食品检验方法与规程；

（八）其他需要制定为食品安全标准的内容。

第二十七条　食品安全国家标准由国务院卫生行政部门会同国务院食品安全监督管理部门制定、公布，国务院标准化行政部门提供国家标准编号。

食品中农药残留、兽药残留的限量规定及其检验方法与规程由国务院卫生行政部门、国务院农业行政部门会同国务院食品安全监督管理部门制定。

屠宰畜、禽的检验规程由国务院农业行政部门会同国务院卫生行政部门制定。

第二十八条　制定食品安全国家标准，应当依据食品安全风险评估结果并充分考虑食用农产品安全风险评估结果，参照相关的国际标准和国际食品安全风险评估结果，并将食品安全国家标准草案向社会公布，广泛听取食品生产经营者、消费者、有关部门等方面的意见。

食品安全国家标准应当经国务院卫生行政部门组织的食品安全国家标准审评委员会审查通过。食品安全国家标准审评委员会由医学、农业、食品、营养、生物、环境等方面的专家以及国务院有关部门、食品行业协会、消费者协会的代表组成，对食品安全国家标准草案的科学性和实用性等进行审查。

第二十九条 对地方特色食品，没有食品安全国家标准的，省、自治区、直辖市人民政府卫生行政部门可以制定并公布食品安全地方标准，报国务院卫生行政部门备案。食品安全国家标准制定后，该地方标准即行废止。

第三十条 国家鼓励食品生产企业制定严于食品安全国家标准或者地方标准的企业标准，在本企业适用，并报省、自治区、直辖市人民政府卫生行政部门备案。

第三十一条 省级以上人民政府卫生行政部门应当在其网站上公布制定和备案的食品安全国家标准、地方标准和企业标准，供公众免费查阅、下载。

对食品安全标准执行过程中的问题，县级以上人民政府卫生行政部门应当会同有关部门及时给予指导、解答。

第三十二条 省级以上人民政府卫生行政部门应当会同同级食品安全监督管理、农业行政等部门，分别对食品安全国家标准和地方标准的执行情况进行跟踪评价，并根据评价结果及时修订食品安全标准。

省级以上人民政府食品安全监督管理、农业行政等部门应当对食品安全标准执行中存在的问题进行收集、汇总，并及时向同级卫生行政部门通报。

食品生产经营者、食品行业协会发现食品安全标准在执行中存在问题的，应当立即向卫生行政部门报告。

第四章 食品生产经营

第一节 一般规定

第三十三条 食品生产经营应当符合食品安全标准，并符合下列要求：

（一）具有与生产经营的食品品种、数量相适应的食品原料处理和食品加工、包装、贮存等场所，保持该场所环境整洁，并与有毒、有害场所以及其他污染源保持规定的距离；

（二）具有与生产经营的食品品种、数量相适应的生产经营设备或者设施，有相应的消毒、更衣、盥洗、采光、照明、通风、防腐、防尘、防蝇、防鼠、防虫、洗涤以及处理废水、存放垃圾和废弃物的设备或者设施；

（三）有专职或者兼职的食品安全专业技术人员、食品安全管理人员和保证食品安全的规章制度；

（四）具有合理的设备布局和工艺流程，防止待加工食品与直接入口食品、原料与成品交叉污染，避免食品接触有毒物、不洁物；

（五）餐具、饮具和盛放直接入口食品的容器，使用前应当洗净、消毒，炊具、用具用后应当洗净，保持清洁；

（六）贮存、运输和装卸食品的容器、工具和设备应当安全、无害，保持清洁，防止食品污染，并符合保证食品安全所需的温度、湿度等特殊要求，不得将食品与有毒、有害物品一同贮存、运输；

（七）直接入口的食品应当使用无毒、清洁的包装材料、餐具、饮具和容器；

（八）食品生产经营人员应当保持个人卫生，生产经营食品时，应当将手洗净，穿戴清洁的工作衣、帽等；销售无包装的直接入口食品时，应当使用无毒、清洁的容器、售货工具和设备；

（九）用水应当符合国家规定的生活饮用水卫生标准；

（十）使用的洗涤剂、消毒剂应当对人体安全、无害；

（十一）法律、法规规定的其他要求。

非食品生产经营者从事食品贮存、运输和装卸的，应当符合前款第六项的规定。

第三十四条 禁止生产经营下列食品、食品添加剂、食品相关产品：

（一）用非食品原料生产的食品或者添加食品添加剂以外的化学物质和其他可能危害人体健康物质的食品，或者用回收食品作为原料生产的食品；

（二）致病性微生物，农药残留、兽药残留、生物毒素、重金属等污染物质以及其他危害人体健康的物质含量超过食品安全标准限量的食品、食品添加剂、食品相关产品；

（三）用超过保质期的食品原料、食品添加剂生产的食品、食品添加剂；

（四）超范围、超限量使用食品添加剂的食品；

（五）营养成分不符合食品安全标准的专供婴幼儿和其他特定人群的主辅食品；

（六）腐败变质、油脂酸败、霉变生虫、污秽不洁、混有异物、掺假掺杂或者感官性状异常的食品、食品添加剂；

（七）病死、毒死或者死因不明的禽、畜、兽、水产动物肉类及其制品；

（八）未按规定进行检疫或者检疫不合格的肉类，或者未经检验或者检验不合格的肉类制品；

（九）被包装材料、容器、运输工具等污染的食品、食品添加剂；

（十）标注虚假生产日期、保质期或者超过保质期的食品、食品添加剂；

（十一）无标签的预包装食品、食品添加剂；

（十二）国家为防病等特殊需要明令禁止生产经营的食品；

（十三）其他不符合法律、法规或者食品安全标准的食品、食品添加剂、食品相关产品。

第三十五条　国家对食品生产经营实行许可制度。从事食品生产、食品销售、餐饮服务，应当依法取得许可。但是，销售食用农产品和仅销售预包装食品的，不需要取得许可。仅销售预包装食品的，应当报所在地县级以上地方人民政府食品安全监督管理部门备案。

县级以上地方人民政府食品安全监督管理部门应当依照《中华人民共和国行政许可法》的规定，审核申请人提交的本法第三十三条第一款第一项至第四项规定要求的相关资料，必要时对申请人的生产经营场所进行现场核查；对符合规定条件的，准予许可；对不符合规定条件的，不予许可并书面说明理由。

第三十六条　食品生产加工小作坊和食品摊贩等从事食品生产经营活动，应当符合本法规定的与其生产经营规模、条件相适应的食品安全要求，保证所生产经营的食品卫生、无毒、无害，食品安全监督管理部门应当对其加强监督管理。

县级以上地方人民政府应当对食品生产加工小作坊、食品摊贩等进行综合治理，加强服务和统一规划，改善其生产经营环境，鼓励和支持其改进生产经营条件，进入集中交易市场、店铺等固定场所经营，或者在指定的临时经营区域、时段经营。

食品生产加工小作坊和食品摊贩等的具体管理办法由省、自治区、直辖市制定。

第三十七条　利用新的食品原料生产食品，或者生产食品添加剂新品种、食品相关产品新品种，应当向国务院卫生行政部门提交相关产品的安全性评估材料。国务院卫生行政部门应当自收到申请之日起六十日内组织审查；对符合食品安全要求的，准予许可并公布；对不符合食品安全要求的，不予许可并书面说明理由。

第三十八条　生产经营的食品中不得添加药品，但是可以添加按照传统既是食品又是中药材的物质。按照传统既是食品又是中药材的物质目录由国务院卫生行政部门会同国务院食品安全监督管理部门制定、公布。

第三十九条　国家对食品添加剂生产实行许可制度。从事食品添加剂生产，应当具有与所生产食品添加剂品种相适应的场所、生产设备或者设施、专业技术人员和管理制度，并依照本法第三十五条第二款规定的程序，取得食品添加剂生产许可。

生产食品添加剂应当符合法律、法规和食品安全国家标准。

第四十条 食品添加剂应当在技术上确有必要且经过风险评估证明安全可靠，方可列入允许使用的范围；有关食品安全国家标准应当根据技术必要性和食品安全风险评估结果及时修订。

食品生产经营者应当按照食品安全国家标准使用食品添加剂。

第四十一条 生产食品相关产品应当符合法律、法规和食品安全国家标准。对直接接触食品的包装材料等具有较高风险的食品相关产品，按照国家有关工业产品生产许可证管理的规定实施生产许可。食品安全监督管理部门应当加强对食品相关产品生产活动的监督管理。

第四十二条 国家建立食品安全全程追溯制度。

食品生产经营者应当依照本法的规定，建立食品安全追溯体系，保证食品可追溯。国家鼓励食品生产经营者采用信息化手段采集、留存生产经营信息，建立食品安全追溯体系。

国务院食品安全监督管理部门会同国务院农业行政等有关部门建立食品安全全程追溯协作机制。

第四十三条 地方各级人民政府应当采取措施鼓励食品规模化生产和连锁经营、配送。

国家鼓励食品生产经营企业参加食品安全责任保险。

第二节 生产经营过程控制

第四十四条 食品生产经营企业应当建立健全食品安全管理制度，对职工进行食品安全知识培训，加强食品检验工作，依法从事生产经营活动。

食品生产经营企业的主要负责人应当落实企业食品安全管理制度，对本企业的食品安全工作全面负责。

食品生产经营企业应当配备食品安全管理人员，加强对其培训和考核。经考核不具备食品安全管理能力的，不得上岗。食品安全监督管理部门应当对企业食品安全管理人员随机进行监督抽查考核并公布考核情况。监督抽查考核不得收取费用。

第四十五条　食品生产经营者应当建立并执行从业人员健康管理制度。患有国务院卫生行政部门规定的有碍食品安全疾病的人员，不得从事接触直接入口食品的工作。

从事接触直接入口食品工作的食品生产经营人员应当每年进行健康检查，取得健康证明后方可上岗工作。

第四十六条　食品生产企业应当就下列事项制定并实施控制要求，保证所生产的食品符合食品安全标准：

（一）原料采购、原料验收、投料等原料控制；

（二）生产工序、设备、贮存、包装等生产关键环节控制；

（三）原料检验、半成品检验、成品出厂检验等检验控制；

（四）运输和交付控制。

第四十七条　食品生产经营者应当建立食品安全自查制度，定期对食品安全状况进行检查评价。生产经营条件发生变化，不再符合食品安全要求的，食品生产经营者应当立即采取整改措施；有发生食品安全事故潜在风险的，应当立即停止食品生产经营活动，并向所在地县级人民政府食品安全监督管理部门报告。

第四十八条　国家鼓励食品生产经营企业符合良好生产规范要求，实施危害分析与关键控制点体系，提高食品安全管理水平。

对通过良好生产规范、危害分析与关键控制点体系认证的食品生产经营企业，认证机构应当依法实施跟踪调查；对不再符合认证要求的企业，应当依法撤销认证，及时向县级以上人民政府食品安全监督管理部门通报，并向社会公布。认证机构实施跟踪调查不得收取费用。

第四十九条　食用农产品生产者应当按照食品安全标准和国家有关规定使用农药、肥料、兽药、饲料和饲料添加剂等农业投入品，严格执行农业投入品使用安全间隔期或者休药期的规定，不得使用国家明令禁止的农业投入品。禁止将剧毒、高毒农药用于蔬菜、瓜果、茶叶和中草药材等国家规定的农作物。

食用农产品的生产企业和农民专业合作经济组织应当建立农业投入品使用记录制度。

县级以上人民政府农业行政部门应当加强对农业投入品使用的监督管理和指导，建立健全农业投入品安全使用制度。

第五十条 食品生产者采购食品原料、食品添加剂、食品相关产品，应当查验供货者的许可证和产品合格证明；对无法提供合格证明的食品原料，应当按照食品安全标准进行检验；不得采购或者使用不符合食品安全标准的食品原料、食品添加剂、食品相关产品。

食品生产企业应当建立食品原料、食品添加剂、食品相关产品进货查验记录制度，如实记录食品原料、食品添加剂、食品相关产品的名称、规格、数量、生产日期或者生产批号、保质期、进货日期以及供货者名称、地址、联系方式等内容，并保存相关凭证。记录和凭证保存期限不得少于产品保质期满后六个月；没有明确保质期的，保存期限不得少于二年。

第五十一条 食品生产企业应当建立食品出厂检验记录制度，查验出厂食品的检验合格证和安全状况，如实记录食品的名称、规格、数量、生产日期或者生产批号、保质期、检验合格证号、销售日期以及购货者名称、地址、联系方式等内容，并保存相关凭证。记录和凭证保存期限应当符合本法第五十条第二款的规定。

第五十二条 食品、食品添加剂、食品相关产品的生产者，应当按照食品安全标准对所生产的食品、食品添加剂、食品相关产品进行检验，检验合格后方可出厂或者销售。

第五十三条 食品经营者采购食品，应当查验供货者的许可证和食品出厂检验合格证或者其他合格证明（以下称合格证明文件）。

食品经营企业应当建立食品进货查验记录制度，如实记录食品的名称、规格、数量、生产日期或者生产批号、保质期、进货日期以及供货者名称、地址、联系方式等内容，并保存相关凭证。记录和凭证保存期限应当符合本法第五十条第二款的规定。

实行统一配送经营方式的食品经营企业，可以由企业总部统一查验供货者的许可证和食品合格证明文件，进行食品进货查验记录。

从事食品批发业务的经营企业应当建立食品销售记录制度，如实记录批发食品的名称、规格、数量、生产日期或者生产批号、保质期、销售日期以及购货者名称、地址、联系方式等内容，并保存相关凭证。记录和凭证保存期限应当符合本法第五十条第二款的规定。

第五十四条 食品经营者应当按照保证食品安全的要求贮存食品，定期检查库存食品，及时清理变质或者超过保质期的食品。

食品经营者贮存散装食品，应当在贮存位置标明食品的名称、生产日期或者生产批号、保质期、生产者名称及联系方式等内容。

第五十五条 餐饮服务提供者应当制定并实施原料控制要求，不得采购不符合食品安全标准的食品原料。倡导餐饮服务提供者公开加工过程，公示食品原料及其来源等信息。

餐饮服务提供者在加工过程中应当检查待加工的食品及原料，发现有本法第三十四条第六项规定情形的，不得加工或者使用。

第五十六条 餐饮服务提供者应当定期维护食品加工、贮存、陈列等设施、设备；定期清洗、校验保温设施及冷藏、冷冻设施。

餐饮服务提供者应当按照要求对餐具、饮具进行清洗消毒，不得使用未经清洗消毒的餐具、饮具；餐饮服务提供者委托清洗消毒餐具、饮具的，应当委托符合本法规定条件的餐具、饮具集中消毒服务单位。

第五十七条 学校、托幼机构、养老机构、建筑工地等集中用餐单位的食堂应当严格遵守法律、法规和食品安全标准；从供餐单位订餐的，应当从取得食品生产经营许可的企业订购，并按照要求对订购的食品进行查验。供餐单位应当严格遵守法律、法规和食品安全标准，当餐加工，确保食品安全。

学校、托幼机构、养老机构、建筑工地等集中用餐单位的主管部门应当加强对集中用餐单位的食品安全教育和日常管理，降低食品安全风险，及时消除食品安全隐患。

第五十八条 餐具、饮具集中消毒服务单位应当具备相应的作业场所、清洗消毒设备或者设施，用水和使用的洗涤剂、消毒剂应当符合相关食品安全国家标准和其他国家标准、卫生规范。

餐具、饮具集中消毒服务单位应当对消毒餐具、饮具进行逐批检验，检验合格后方可出厂，并应当随附消毒合格证明。消毒后的餐具、饮具应当在独立包装上标注单位名称、地址、联系方式、消毒日期以及使用期限等内容。

第五十九条 食品添加剂生产者应当建立食品添加剂出厂检验记录制度，查验出厂产品的检验合格证和安全状况，如实记录食品添加剂的名称、规格、数量、生产日期或者生产批号、保质期、检验合格证号、销售日期以及购货者名称、地址、联系方式等相关内容，并保存相关凭证。记录和凭证保存期限应当符合本法第五十条第二款的规定。

第六十条 食品添加剂经营者采购食品添加剂，应当依法查验供货者的许可证和产品合格证明文件，如实记录食品添加剂的名称、规格、数量、生产日期或者生产批号、保质期、进货日期以及供货者名称、地址、联系方式等内容，并保存相关凭证。记录和凭证保存期限应当符合本法第五十条第二款的规定。

第六十一条 集中交易市场的开办者、柜台出租者和展销会举办者，应当依法审查入场食品经营者的许可证，明确其食品安全管理责任，定期对其经营环境和条件进行检查，发现其有违反本法规定行为的，应当及时制止并立即报告所在地县级人民政府食品安全监督管理部门。

第六十二条 网络食品交易第三方平台提供者应当对入网食品经营者进行实名登记，明确其食品安全管理责任；依法应当取得许可证的，还应当审查其许可证。

网络食品交易第三方平台提供者发现入网食品经营者有违反本法规定行为的，应当及时制止并立即报告所在地县级人民政府食品安全监督管理部门；发现严重违法行为的，应当立即停止提供网络交易平台服务。

第六十三条 国家建立食品召回制度。食品生产者发现其生产的食品不符合食品安全标准或者有证据证明可能危害人体健康的，应当立即停止生产，召回已经上市销售的食品，通知相关生产经营者和消费者，并记录召回和通知情况。

食品经营者发现其经营的食品有前款规定情形的，应当立即停止经营，通知相关生产经营者和消费者，并记录停止经营和通知情况。食品生产者认为应当召回的，应当立即召回。由于食品经营者的原因造成其经营的食品有前款规定情形的，食品经营者应当召回。

食品生产经营者应当对召回的食品采取无害化处理、销毁等措施，防止其再次流入市场。但是，对因标签、标志或者说明书不符合食品安全标准而被召回的食品，食品生产者在采取补救措施且能保证食品安全的情况下可以继续销售；销售时应当向消费者明示补救措施。

食品生产经营者应当将食品召回和处理情况向所在地县级人民政府食品安全监督管理部门报告；需要对召回的食品进行无害化处理、销毁的，应当提前报告时间、地点。食品安全监督管理部门认为必要的，可以实施现场监督。

食品生产经营者未依照本条规定召回或者停止经营的，县级以上人民政府食品安全监督管理部门可以责令其召回或者停止经营。

第六十四条 食用农产品批发市场应当配备检验设备和检验人员或者委托符合本法规定的食品检验机构，对进入该批发市场销售的食用农产品进行抽样检验；发现不符合食品安全标准的，应当要求销售者立即停止销售，并向食品安全监督管理部门报告。

第六十五条 食用农产品销售者应当建立食用农产品进货查验

记录制度，如实记录食用农产品的名称、数量、进货日期以及供货者名称、地址、联系方式等内容，并保存相关凭证。记录和凭证保存期限不得少于六个月。

第六十六条 进入市场销售的食用农产品在包装、保鲜、贮存、运输中使用保鲜剂、防腐剂等食品添加剂和包装材料等食品相关产品，应当符合食品安全国家标准。

第三节 标签、说明书和广告

第六十七条 预包装食品的包装上应当有标签。标签应当标明下列事项：

（一）名称、规格、净含量、生产日期；

（二）成分或者配料表；

（三）生产者的名称、地址、联系方式；

（四）保质期；

（五）产品标准代号；

（六）贮存条件；

（七）所使用的食品添加剂在国家标准中的通用名称；

（八）生产许可证编号；

（九）法律、法规或者食品安全标准规定应当标明的其他事项。

专供婴幼儿和其他特定人群的主辅食品，其标签还应当标明主要营养成分及其含量。

食品安全国家标准对标签标注事项另有规定的，从其规定。

第六十八条 食品经营者销售散装食品，应当在散装食品的容器、外包装上标明食品的名称、生产日期或者生产批号、保质期以及生产经营者名称、地址、联系方式等内容。

第六十九条 生产经营转基因食品应当按照规定显著标示。

第七十条 食品添加剂应当有标签、说明书和包装。标签、说明书应当载明本法第六十七条第一款第一项至第六项、第八项、第九项规定的事项，以及食品添加剂的使用范围、用量、使用方法，并在标签上载明"食品添加剂"字样。

第七十一条 食品和食品添加剂的标签、说明书，不得含有虚假内容，不得涉及疾病预防、治疗功能。生产经营者对其提供的标签、说明书的内容负责。

食品和食品添加剂的标签、说明书应当清楚、明显，生产日期、保质期等事项应当显著标注，容易辨识。

食品和食品添加剂与其标签、说明书的内容不符的，不得上市销售。

第七十二条 食品经营者应当按照食品标签标示的警示标志、警示说明或者注意事项的要求销售食品。

第七十三条 食品广告的内容应当真实合法，不得含有虚假内容，不得涉及疾病预防、治疗功能。食品生产经营者对食品广告内容的真实性、合法性负责。

县级以上人民政府食品安全监督管理部门和其他有关部门以及食品检验机构、食品行业协会不得以广告或者其他形式向消费者推荐食品。消费者组织不得以收取费用或者其他牟取利益的方式向消费者推荐食品。

第四节 特殊食品

第七十四条 国家对保健食品、特殊医学用途配方食品和婴幼儿配方食品等特殊食品实行严格监督管理。

第七十五条 保健食品声称保健功能，应当具有科学依据，不得对人体产生急性、亚急性或者慢性危害。

保健食品原料目录和允许保健食品声称的保健功能目录，由国务院食品安全监督管理部门会同国务院卫生行政部门、国家中医药管理部门制定、调整并公布。

保健食品原料目录应当包括原料名称、用量及其对应的功效；列入保健食品原料目录的原料只能用于保健食品生产，不得用于其他食品生产。

第七十六条　使用保健食品原料目录以外原料的保健食品和首次进口的保健食品应当经国务院食品安全监督管理部门注册。但是，首次进口的保健食品中属于补充维生素、矿物质等营养物质的，应当报国务院食品安全监督管理部门备案。其他保健食品应当报省、自治区、直辖市人民政府食品安全监督管理部门备案。

进口的保健食品应当是出口国（地区）主管部门准许上市销售的产品。

第七十七条　依法应当注册的保健食品，注册时应当提交保健食品的研发报告、产品配方、生产工艺、安全性和保健功能评价、标签、说明书等材料及样品，并提供相关证明文件。国务院食品安全监督管理部门经组织技术审评，对符合安全和功能声称要求的，准予注册；对不符合要求的，不予注册并书面说明理由。对使用保健食品原料目录以外原料的保健食品作出准予注册决定的，应当及时将该原料纳入保健食品原料目录。

依法应当备案的保健食品，备案时应当提交产品配方、生产工艺、标签、说明书以及表明产品安全性和保健功能的材料。

第七十八条　保健食品的标签、说明书不得涉及疾病预防、治疗功能，内容应当真实，与注册或者备案的内容相一致，载明适宜人群、不适宜人群、功效成分或者标志性成分及其含量等，并声明"本品不能代替药物"。保健食品的功能和成分应当与标签、说明书相一致。

第七十九条　保健食品广告除应当符合本法第七十三条第一款的规定外，还应当声明"本品不能代替药物"；其内容应当经生产企业所在地省、自治区、直辖市人民政府食品安全监督管理部门审查批准，取得保健食品广告批准文件。省、自治区、直辖市人民政府食品安全监督管理部门应当公布并及时更新已经批准的保健食品广告目录以及批准的广告内容。

第八十条　特殊医学用途配方食品应当经国务院食品安全监督管理部门注册。注册时，应当提交产品配方、生产工艺、标签、说明书以及表明产品安全性、营养充足性和特殊医学用途临床效果的材料。

特殊医学用途配方食品广告适用《中华人民共和国广告法》和其他法律、行政法规关于药品广告管理的规定。

第八十一条 婴幼儿配方食品生产企业应当实施从原料进厂到成品出厂的全过程质量控制，对出厂的婴幼儿配方食品实施逐批检验，保证食品安全。

生产婴幼儿配方食品使用的生鲜乳、辅料等食品原料、食品添加剂等，应当符合法律、行政法规的规定和食品安全国家标准，保证婴幼儿生长发育所需的营养成分。

婴幼儿配方食品生产企业应当将食品原料、食品添加剂、产品配方及标签等事项向省、自治区、直辖市人民政府食品安全监督管理部门备案。

婴幼儿配方乳粉的产品配方应当经国务院食品安全监督管理部门注册。注册时，应当提交配方研发报告和其他表明配方科学性、安全性的材料。

不得以分装方式生产婴幼儿配方乳粉，同一企业不得用同一配方生产不同品牌的婴幼儿配方乳粉。

第八十二条 保健食品、特殊医学用途配方食品、婴幼儿配方乳粉的注册人或者备案人应当对其提交材料的真实性负责。

省级以上人民政府食品安全监督管理部门应当及时公布注册或者备案的保健食品、特殊医学用途配方食品、婴幼儿配方乳粉目录，并对注册或者备案中获知的企业商业秘密予以保密。

保健食品、特殊医学用途配方食品、婴幼儿配方乳粉生产企业应当按照注册或者备案的产品配方、生产工艺等技术要求组织生产。

第八十三条 生产保健食品，特殊医学用途配方食品、婴幼儿配方食品和其他专供特定人群的主辅食品的企业，应当按照良好生产规范的要求建立与所生产食品相适应的生产质量管理体系，定期对该体系的运行情况进行自查，保证其有效运行，并向所在地县级人民政府食品安全监督管理部门提交自查报告。

第五章　食品检验

第八十四条　食品检验机构按照国家有关认证认可的规定取得资质认定后，方可从事食品检验活动。但是，法律另有规定的除外。

食品检验机构的资质认定条件和检验规范，由国务院食品安全监督管理部门规定。

符合本法规定的食品检验机构出具的检验报告具有同等效力。

县级以上人民政府应当整合食品检验资源，实现资源共享。

第八十五条　食品检验由食品检验机构指定的检验人独立进行。

检验人应当依照有关法律、法规的规定，并按照食品安全标准和检验规范对食品进行检验，尊重科学，恪守职业道德，保证出具的检验数据和结论客观、公正，不得出具虚假检验报告。

第八十六条　食品检验实行食品检验机构与检验人负责制。食品检验报告应当加盖食品检验机构公章，并有检验人的签名或者盖章。食品检验机构和检验人对出具的食品检验报告负责。

第八十七条　县级以上人民政府食品安全监督管理部门应当对食品进行定期或者不定期的抽样检验，并依据有关规定公布检验结果，不得免检。进行抽样检验，应当购买抽取的样品，委托符合本法规定的食品检验机构进行检验，并支付相关费用；不得向食品生产经营者收取检验费和其他费用。

第八十八条　对依照本法规定实施的检验结论有异议的，食品生产经营者可以自收到检验结论之日起七个工作日内向实施抽样检验的食品安全监督管理部门或者其上一级食品安全监督管理部门提出复检申请，由受理复检申请的食品安全监督管理部门在公布的复检机构名录中随机确定复检机构进行复检。复检机构出具的复检结论为最终检验结论。复检机构与初检机构不得为同一机构。复检机构名录由国务院认证认可监督管理、食品安全监督管理、卫生行政、农业行政等部门共同公布。

采用国家规定的快速检测方法对食用农产品进行抽查检测，被抽查人对检测结果有异议的，可以自收到检测结果时起四小时内申请复检。复检不得采用快速检测方法。

第八十九条 食品生产企业可以自行对所生产的食品进行检验，也可以委托符合本法规定的食品检验机构进行检验。

食品行业协会和消费者协会等组织、消费者需要委托食品检验机构对食品进行检验的，应当委托符合本法规定的食品检验机构进行。

第九十条 食品添加剂的检验，适用本法有关食品检验的规定。

第六章　食品进出口

第九十一条 国家出入境检验检疫部门对进出口食品安全实施监督管理。

第九十二条 进口的食品、食品添加剂、食品相关产品应当符合我国食品安全国家标准。

进口的食品、食品添加剂应当经出入境检验检疫机构依照进出口商品检验相关法律、行政法规的规定检验合格。

进口的食品、食品添加剂应当按照国家出入境检验检疫部门的要求随附合格证明材料。

第九十三条 进口尚无食品安全国家标准的食品，由境外出口商、境外生产企业或者其委托的进口商向国务院卫生行政部门提交所执行的相关国家（地区）标准或者国际标准。国务院卫生行政部门对相关标准进行审查，认为符合食品安全要求的，决定暂予适用，并及时制定相应的食品安全国家标准。进口利用新的食品原料生产的食品或者进口食品添加剂新品种、食品相关产品新品种，依照本法第三十七条的规定办理。

出入境检验检疫机构按照国务院卫生行政部门的要求，对前款规定的食品、食品添加剂、食品相关产品进行检验。检验结果应当公开。

第九十四条 境外出口商、境外生产企业应当保证向我国出口的食品、食品添加剂、食品相关产品符合本法以及我国其他有关法律、行政法规的规定和食品安全国家标准的要求，并对标签、说明书的内容负责。

进口商应当建立境外出口商、境外生产企业审核制度，重点审核前款规定的内容；审核不合格的，不得进口。

发现进口食品不符合我国食品安全国家标准或者有证据证明可能危害人体健康的，进口商应当立即停止进口，并依照本法第六十三条的规定召回。

第九十五条 境外发生的食品安全事件可能对我国境内造成影响，或者在进口食品、食品添加剂、食品相关产品中发现严重食品安全问题的，国家出入境检验检疫部门应当及时采取风险预警或者控制措施，并向国务院食品安全监督管理、卫生行政、农业行政部门通报。接到通报的部门应当及时采取相应措施。

县级以上人民政府食品安全监督管理部门对国内市场上销售的进口食品、食品添加剂实施监督管理。发现存在严重食品安全问题的，国务院食品安全监督管理部门应当及时向国家出入境检验检疫部门通报。国家出入境检验检疫部门应当及时采取相应措施。

第九十六条 向我国境内出口食品的境外出口商或者代理商、进口食品的进口商应当向国家出入境检验检疫部门备案。向我国境内出口食品的境外食品生产企业应当经国家出入境检验检疫部门注册。已经注册的境外食品生产企业提供虚假材料，或者因其自身的原因致使进口食品发生重大食品安全事故的，国家出入境检验检疫部门应当撤销注册并公告。

国家出入境检验检疫部门应当定期公布已经备案的境外出口商、代理商、进口商和已经注册的境外食品生产企业名单。

第九十七条 进口的预包装食品、食品添加剂应当有中文标签；依法应当有说明书的，还应当有中文说明书。标签、说明书应当符合本法以及我国其他有关法律、行政法规的规定和食品安全国家标准的要求，并载明食品的原产地以及境内代理商的名称、地址、联系方式。预包装食品没有中文标签、中文说明书或者标签、说明书不符合本条规定的，不得进口。

第九十八条 进口商应当建立食品、食品添加剂进口和销售记录制度，如实记录食品、食品添加剂的名称、规格、数量、生产日期、生产或者进口批号、保质期、境外出口商和购货者名称、地址及联系方式、交货日期等内容，并保存相关凭证。记录和凭证保存期限应当符合本法第五十条第二款的规定。

第九十九条 出口食品生产企业应当保证其出口食品符合进口国（地区）的标准或者合同要求。

出口食品生产企业和出口食品原料种植、养殖场应当向国家出入境检验检疫部门备案。

第一百条 国家出入境检验检疫部门应当收集、汇总下列进出口食品安全信息，并及时通报相关部门、机构和企业：

（一）出入境检验检疫机构对进出口食品实施检验检疫发现的食品安全信息；

（二）食品行业协会和消费者协会等组织、消费者反映的进口食品安全信息；

（三）国际组织、境外政府机构发布的风险预警信息及其他食品安全信息，以及境外食品行业协会等组织、消费者反映的食品安全信息；

（四）其他食品安全信息。

国家出入境检验检疫部门应当对进出口食品的进口商、出口商和出口食品生产企业实施信用管理，建立信用记录，并依法向社会公布。对有不良记录的进口商、出口商和出口食品生产企业，应当加强对其进出口食品的检验检疫。

第一百零一条 国家出入境检验检疫部门可以对向我国境内出口食品的国家（地区）的食品安全管理体系和食品安全状况进行评估和审查，并根据评估和审查结果，确定相应检验检疫要求。

第七章 食品安全事故处置

第一百零二条 国务院组织制定国家食品安全事故应急预案。

县级以上地方人民政府应当根据有关法律、法规的规定和上级人民政府的食品安全事故应急预案以及本行政区域的实际情况，制定本行政区域的食品安全事故应急预案，并报上一级人民政府备案。

食品安全事故应急预案应当对食品安全事故分级、事故处置组织指挥体系与职责、预防预警机制、处置程序、应急保障措施等作出规定。

食品生产经营企业应当制定食品安全事故处置方案，定期检查本企业各项食品安全防范措施的落实情况，及时消除事故隐患。

第一百零三条 发生食品安全事故的单位应当立即采取措施，防止事故扩大。事故单位和接收病人进行治疗的单位应当及时向事故发生地县级人民政府食品安全监督管理、卫生行政部门报告。

县级以上人民政府农业行政等部门在日常监督管理中发现食品安全事故或者接到事故举报，应当立即向同级食品安全监督管理部门通报。

发生食品安全事故，接到报告的县级人民政府食品安全监督管理部门应当按照应急预案的规定向本级人民政府和上级人民政府食品安全监督管理部门报告。县级人民政府和上级人民政府食品安全监督管理部门应当按照应急预案的规定上报。

任何单位和个人不得对食品安全事故隐瞒、谎报、缓报，不得隐匿、伪造、毁灭有关证据。

第一百零四条 医疗机构发现其接收的病人属于食源性疾病病人或者疑似病人的，应当按照规定及时将相关信息向所在地县级人民政府卫生行政部门报告。县级人民政府卫生行政部门认为与食品安全有关的，应当及时通报同级食品安全监督管理部门。

县级以上人民政府卫生行政部门在调查处理传染病或者其他突发公共卫生事件中发现与食品安全相关的信息，应当及时通报同级食品安全监督管理部门。

第一百零五条 县级以上人民政府食品安全监督管理部门接到食品安全事故的报告后，应当立即会同同级卫生行政、农业行政等部门进行调查处理，并采取下列措施，防止或者减轻社会危害：

（一）开展应急救援工作，组织救治因食品安全事故导致人身伤害的人员；

（二）封存可能导致食品安全事故的食品及其原料，并立即进行检验；对确认属于被污染的食品及其原料，责令食品生产经营者依照本法第六十三条的规定召回或者停止经营；

（三）封存被污染的食品相关产品，并责令进行清洗消毒；

（四）做好信息发布工作，依法对食品安全事故及其处理情况进行发布，并对可能产生的危害加以解释、说明。

发生食品安全事故需要启动应急预案的，县级以上人民政府应当立即成立事故处置指挥机构，启动应急预案，依照前款和应急预案的规定进行处置。

发生食品安全事故，县级以上疾病预防控制机构应当对事故现场进行卫生处理，并对与事故有关的因素开展流行病学调查，有关部门应当予以协助。县级以上疾病预防控制机构应当向同级食品安全监督管理、卫生行政部门提交流行病学调查报告。

第一百零六条 发生食品安全事故，设区的市级以上人民政府食品安全监督管理部门应当立即会同有关部门进行事故责任调查，督促有关部门履行职责，向本级人民政府和上一级人民政府食品安全监督管理部门提出事故责任调查处理报告。

涉及两个以上省、自治区、直辖市的重大食品安全事故由国务院食品安全监督管理部门依照前款规定组织事故责任调查。

第一百零七条 调查食品安全事故，应当坚持实事求是、尊重科学的原则，及时、准确查清事故性质和原因，认定事故责任，提出整改措施。

调查食品安全事故，除了查明事故单位的责任，还应当查明有关监督管理部门、食品检验机构、认证机构及其工作人员的责任。

第一百零八条 食品安全事故调查部门有权向有关单位和个人了解与事故有关的情况，并要求提供相关资料和样品。有关单位和个人应当予以配合，按照要求提供相关资料和样品，不得拒绝。

任何单位和个人不得阻挠、干涉食品安全事故的调查处理。

第八章　监督管理

第一百零九条 县级以上人民政府食品安全监督管理部门根据食品安全风险监测、风险评估结果和食品安全状况等，确定监督管理的重点、方式和频次，实施风险分级管理。

县级以上地方人民政府组织本级食品安全监督管理、农业行政等部门制定本行政区域的食品安全年度监督管理计划，向社会公布并组织实施。

食品安全年度监督管理计划应当将下列事项作为监督管理的重点：

（一）专供婴幼儿和其他特定人群的主辅食品；

（二）保健食品生产过程中的添加行为和按照注册或者备案的技术要求组织生产的情况，保健食品标签、说明书以及宣传材料中有关功能宣传的情况；

（三）发生食品安全事故风险较高的食品生产经营者；

（四）食品安全风险监测结果表明可能存在食品安全隐患的

事项。

第一百一十条　县级以上人民政府食品安全监督管理部门履行食品安全监督管理职责，有权采取下列措施，对生产经营者遵守本法的情况进行监督检查：

（一）进入生产经营场所实施现场检查；

（二）对生产经营的食品、食品添加剂、食品相关产品进行抽样检验；

（三）查阅、复制有关合同、票据、账簿以及其他有关资料；

（四）查封、扣押有证据证明不符合食品安全标准或者有证据证明存在安全隐患以及用于违法生产经营的食品、食品添加剂、食品相关产品；

（五）查封违法从事生产经营活动的场所。

第一百一十一条　对食品安全风险评估结果证明食品存在安全隐患，需要制定、修订食品安全标准的，在制定、修订食品安全标准前，国务院卫生行政部门应当及时会同国务院有关部门规定食品中有害物质的临时限量值和临时检验方法，作为生产经营和监督管理的依据。

第一百一十二条　县级以上人民政府食品安全监督管理部门在食品安全监督管理工作中可以采用国家规定的快速检测方法对食品进行抽查检测。

对抽查检测结果表明可能不符合食品安全标准的食品，应当依照本法第八十七条的规定进行检验。抽查检测结果确定有关食品不符合食品安全标准的，可以作为行政处罚的依据。

第一百一十三条　县级以上人民政府食品安全监督管理部门应当建立食品生产经营者食品安全信用档案，记录许可颁发、日常监督检查结果、违法行为查处等情况，依法向社会公布并实时更新；对有不良信用记录的食品生产经营者增加监督检查频次，对违法行为情节严重的食品生产经营者，可以通报投资主管部门、证券监督管理机构和有关的金融机构。

第一百一十四条 食品生产经营过程中存在食品安全隐患，未及时采取措施消除的，县级以上人民政府食品安全监督管理部门可以对食品生产经营者的法定代表人或者主要负责人进行责任约谈。食品生产经营者应当立即采取措施，进行整改，消除隐患。责任约谈情况和整改情况应当纳入食品生产经营者食品安全信用档案。

第一百一十五条 县级以上人民政府食品安全监督管理等部门应当公布本部门的电子邮件地址或者电话，接受咨询、投诉、举报。接到咨询、投诉、举报，对属于本部门职责的，应当受理并在法定期限内及时答复、核实、处理；对不属于本部门职责的，应当移交有权处理的部门并书面通知咨询、投诉、举报人。有权处理的部门应当在法定期限内及时处理，不得推诿。对查证属实的举报，给予举报人奖励。

有关部门应当对举报人的信息予以保密，保护举报人的合法权益。举报人举报所在企业的，该企业不得以解除、变更劳动合同或者其他方式对举报人进行打击报复。

第一百一十六条 县级以上人民政府食品安全监督管理等部门应当加强对执法人员食品安全法律、法规、标准和专业知识与执法能力等的培训，并组织考核。不具备相应知识和能力的，不得从事食品安全执法工作。

食品生产经营者、食品行业协会、消费者协会等发现食品安全执法人员在执法过程中有违反法律、法规规定的行为以及不规范执法行为的，可以向本级或者上级人民政府食品安全监督管理等部门或者监察机关投诉、举报。接到投诉、举报的部门或者机关应当进行核实，并将经核实的情况向食品安全执法人员所在部门通报；涉嫌违法违纪的，按照本法和有关规定处理。

第一百一十七条 县级以上人民政府食品安全监督管理等部门未及时发现食品安全系统性风险，未及时消除监督管理区域内的食品安全隐患的，本级人民政府可以对其主要负责人进行责任约谈。

地方人民政府未履行食品安全职责，未及时消除区域性重大食品安全隐患的，上级人民政府可以对其主要负责人进行责任约谈。

被约谈的食品安全监督管理等部门、地方人民政府应当立即采取措施，对食品安全监督管理工作进行整改。

责任约谈情况和整改情况应当纳入地方人民政府和有关部门食品安全监督管理工作评议、考核记录。

第一百一十八条 国家建立统一的食品安全信息平台，实行食品安全信息统一公布制度。国家食品安全总体情况、食品安全风险警示信息、重大食品安全事故及其调查处理信息和国务院确定需要统一公布的其他信息由国务院食品安全监督管理部门统一公布。食品安全风险警示信息和重大食品安全事故及其调查处理信息的影响限于特定区域的，也可以由有关省、自治区、直辖市人民政府食品安全监督管理部门公布。未经授权不得发布上述信息。

县级以上人民政府食品安全监督管理、农业行政部门依据各自职责公布食品安全日常监督管理信息。

公布食品安全信息，应当做到准确、及时，并进行必要的解释说明，避免误导消费者和社会舆论。

第一百一十九条 县级以上地方人民政府食品安全监督管理、卫生行政、农业行政部门获知本法规定需要统一公布的信息，应当向上级主管部门报告，由上级主管部门立即报告国务院食品安全监督管理部门；必要时，可以直接向国务院食品安全监督管理部门报告。

县级以上人民政府食品安全监督管理、卫生行政、农业行政部门应当相互通报获知的食品安全信息。

第一百二十条 任何单位和个人不得编造、散布虚假食品安全信息。

县级以上人民政府食品安全监督管理部门发现可能误导消费者和社会舆论的食品安全信息，应当立即组织有关部门、专业机构、相关食品生产经营者等进行核实、分析，并及时公布结果。

第一百二十一条 县级以上人民政府食品安全监督管理等部门

发现涉嫌食品安全犯罪的，应当按照有关规定及时将案件移送公安机关。对移送的案件，公安机关应当及时审查；认为有犯罪事实需要追究刑事责任的，应当立案侦查。

公安机关在食品安全犯罪案件侦查过程中认为没有犯罪事实，或者犯罪事实显著轻微，不需要追究刑事责任，但依法应当追究行政责任的，应当及时将案件移送食品安全监督管理等部门和监察机关，有关部门应当依法处理。

公安机关商请食品安全监督管理、生态环境等部门提供检验结论、认定意见以及对涉案物品进行无害化处理等协助的，有关部门应当及时提供，予以协助。

第九章　法律责任

第一百二十二条　违反本法规定，未取得食品生产经营许可从事食品生产经营活动，或者未取得食品添加剂生产许可从事食品添加剂生产活动的，由县级以上人民政府食品安全监督管理部门没收违法所得和违法生产经营的食品、食品添加剂以及用于违法生产经营的工具、设备、原料等物品；违法生产经营的食品、食品添加剂货值金额不足一万元的，并处五万元以上十万元以下罚款；货值金额一万元以上的，并处货值金额十倍以上二十倍以下罚款。

明知从事前款规定的违法行为，仍为其提供生产经营场所或者其他条件的，由县级以上人民政府食品安全监督管理部门责令停止违法行为，没收违法所得，并处五万元以上十万元以下罚款；使消费者的合法权益受到损害的，应当与食品、食品添加剂生产经营者承担连带责任。

第一百二十三条　违反本法规定，有下列情形之一，尚不构成犯罪的，由县级以上人民政府食品安全监督管理部门没收违法所得和违法生产经营的食品，并可以没收用于违法生产经营的工具、设备、原料等物品；违法生产经营的食品货值金额不足一万元的，并处十万元以上十五万元以下罚款；货值金额一万元以上的，并处货值金额十五倍以上三十倍以下罚款；情节严重的，吊销许可证，并可以由公安机关对其直接负责的主管人员和其他直接责任人员处五日以上十五日以下拘留：

（一）用非食品原料生产食品、在食品中添加食品添加剂以外的化学物质和其他可能危害人体健康的物质，或者用回收食品作为原料生产食品，或者经营上述食品；

（二）生产经营营养成分不符合食品安全标准的专供婴幼儿和其他特定人群的主辅食品；

（三）经营病死、毒死或者死因不明的禽、畜、兽、水产动物肉类，或者生产经营其制品；

（四）经营未按规定进行检疫或者检疫不合格的肉类，或者生产经营未经检验或者检验不合格的肉类制品；

（五）生产经营国家为防病等特殊需要明令禁止生产经营的食品；

（六）生产经营添加药品的食品。

明知从事前款规定的违法行为，仍为其提供生产经营场所或者其他条件的，由县级以上人民政府食品安全监督管理部门责令停止违法行为，没收违法所得，并处十万元以上二十万元以下罚款；使消费者的合法权益受到损害的，应当与食品生产经营者承担连带责任。

违法使用剧毒、高毒农药的，除依照有关法律、法规规定给予处罚外，可以由公安机关依照第一款规定给予拘留。

第一百二十四条 违反本法规定，有下列情形之一，尚不构成犯罪的，由县级以上人民政府食品安全监督管理部门没收违法所得和违法生产经营的食品、食品添加剂，并可以没收用于违法生产经营的工具、设备、原料等物品；违法生产经营的食品、食品添加剂货值金额不足一万元的，并处五万元以上十万元以下罚款；货值金额一万元以上的，并处货值金额十倍以上二十倍以下罚款；情节严重的，吊销许可证：

（一）生产经营致病性微生物，农药残留、兽药残留、生物毒素、重金属等污染物质以及其他危害人体健康的物质含量超过食品安全标准限量的食品、食品添加剂；

（二）用超过保质期的食品原料、食品添加剂生产食品、食品添加剂，或者经营上述食品、食品添加剂；

（三）生产经营超范围、超限量使用食品添加剂的食品；

（四）生产经营腐败变质、油脂酸败、霉变生虫、污秽不洁、混有异物、掺假掺杂或者感官性状异常的食品、食品添加剂；

（五）生产经营标注虚假生产日期、保质期或者超过保质期的食品、食品添加剂；

（六）生产经营未按规定注册的保健食品、特殊医学用途配方食品、婴幼儿配方乳粉，或者未按注册的产品配方、生产工艺等技术要求组织生产；

（七）以分装方式生产婴幼儿配方乳粉，或者同一企业以同一配方生产不同品牌的婴幼儿配方乳粉；

（八）利用新的食品原料生产食品，或者生产食品添加剂新品种，未通过安全性评估；

（九）食品生产经营者在食品安全监督管理部门责令其召回或者停止经营后，仍拒不召回或者停止经营。

除前款和本法第一百二十三条、第一百二十五条规定的情形外，生产经营不符合法律、法规或者食品安全标准的食品、食品添加剂的，依照前款规定给予处罚。

生产食品相关产品新品种，未通过安全性评估，或者生产不符合食品安全标准的食品相关产品的，由县级以上人民政府食品安全监督管理部门依照第一款规定给予处罚。

第一百二十五条 违反本法规定，有下列情形之一的，由县级以上人民政府食品安全监督管理部门没收违法所得和违法生产经营的食品、食品添加剂，并可以没收用于违法生产经营的工具、设备、原料等物品；违法生产经营的食品、食品添加剂货值金额不足一万元的，并处五千元以上五万元以下罚款；货值金额一万元以上的，并处货值金额五倍以上十倍以下罚款；情节严重的，责令停产停业，直至吊销许可证：

（一）生产经营被包装材料、容器、运输工具等污染的食品、食品添加剂；

（二）生产经营无标签的预包装食品、食品添加剂或者标签、说明书不符合本法规定的食品、食品添加剂；

（三）生产经营转基因食品未按规定进行标示；

（四）食品生产经营者采购或者使用不符合食品安全标准的食品原料、食品添加剂、食品相关产品。

生产经营的食品、食品添加剂的标签、说明书存在瑕疵但不影响食品安全且不会对消费者造成误导的，由县级以上人民政府食品安全监督管理部门责令改正；拒不改正的，处二千元以下罚款。

第一百二十六条 违反本法规定，有下列情形之一的，由县级以上人民政府食品安全监督管理部门责令改正，给予警告；拒不改正的，处五千元以上五万元以下罚款；情节严重的，责令停产停业，直至吊销许可证：

（一）食品、食品添加剂生产者未按规定对采购的食品原料和生产的食品、食品添加剂进行检验；

（二）食品生产经营企业未按规定建立食品安全管理制度，或者未按规定配备或者培训、考核食品安全管理人员；

（三）食品、食品添加剂生产经营者进货时未查验许可证和相关证明文件，或者未按规定建立并遵守进货查验记录、出厂检验记录和销售记录制度；

（四）食品生产经营企业未制定食品安全事故处置方案；

（五）餐具、饮具和盛放直接入口食品的容器，使用前未经洗净、消毒或者清洗消毒不合格，或者餐饮服务设施、设备未按规定定期维护、清洗、校验；

（六）食品生产经营者安排未取得健康证明或者患有国务院卫生行政部门规定的有碍食品安全疾病的人员从事接触直接入口食品的工作；

（七）食品经营者未按规定要求销售食品；

（八）保健食品生产企业未按规定向食品安全监督管理部门备案，或者未按备案的产品配方、生产工艺等技术要求组织生产；

（九）婴幼儿配方食品生产企业未将食品原料、食品添加剂、产品配方、标签等向食品安全监督管理部门备案；

（十）特殊食品生产企业未按规定建立生产质量管理体系并有效运行，或者未定期提交自查报告；

（十一）食品生产经营者未定期对食品安全状况进行检查评价，或者生产经营条件发生变化，未按规定处理；

（十二）学校、托幼机构、养老机构、建筑工地等集中用餐单位未按规定履行食品安全管理责任；

（十三）食品生产企业、餐饮服务提供者未按规定制定、实施生产经营过程控制要求。

餐具、饮具集中消毒服务单位违反本法规定用水，使用洗涤剂、消毒剂，或者出厂的餐具、饮具未按规定检验合格并随附消毒合格证明，或者未按规定在独立包装上标注相关内容的，由县级以上人民政府卫生行政部门依照前款规定给予处罚。

食品相关产品生产者未按规定对生产的食品相关产品进行检验的，由县级以上人民政府食品安全监督管理部门依照第一款规定给予处罚。

食用农产品销售者违反本法第六十五条规定的，由县级以上人民政府食品安全监督管理部门依照第一款规定给予处罚。

第一百二十七条　对食品生产加工小作坊、食品摊贩等的违法行为的处罚，依照省、自治区、直辖市制定的具体管理办法执行。

第一百二十八条　违反本法规定，事故单位在发生食品安全事故后未进行处置、报告的，由有关主管部门按照各自职责分工责令改正，给予警告；隐匿、伪造、毁灭有关证据的，责令停产停业，没收违法所得，并处十万元以上五十万元以下罚款；造成严重后果的，吊销许可证。

第一百二十九条 违反本法规定，有下列情形之一的，由出入境检验检疫机构依照本法第一百二十四条的规定给予处罚：

（一）提供虚假材料，进口不符合我国食品安全国家标准的食品、食品添加剂、食品相关产品；

（二）进口尚无食品安全国家标准的食品，未提交所执行的标准并经国务院卫生行政部门审查，或者进口利用新的食品原料生产的食品或者进口食品添加剂新品种、食品相关产品新品种，未通过安全性评估；

（三）未遵守本法的规定出口食品；

（四）进口商在有关主管部门责令其依照本法规定召回进口的食品后，仍拒不召回。

违反本法规定，进口商未建立并遵守食品、食品添加剂进口和销售记录制度、境外出口商或者生产企业审核制度的，由出入境检验检疫机构依照本法第一百二十六条的规定给予处罚。

第一百三十条 违反本法规定，集中交易市场的开办者、柜台出租者、展销会的举办者允许未依法取得许可的食品经营者进入市场销售食品，或者未履行检查、报告等义务的，由县级以上人民政府食品安全监督管理部门责令改正，没收违法所得，并处五万元以上二十万元以下罚款；造成严重后果的，责令停业，直至由原发证部门吊销许可证；使消费者的合法权益受到损害的，应当与食品经营者承担连带责任。

食用农产品批发市场违反本法第六十四条规定的，依照前款规定承担责任。

第一百三十一条 违反本法规定，网络食品交易第三方平台提供者未对入网食品经营者进行实名登记、审查许可证，或者未履行报告、停止提供网络交易平台服务等义务的，由县级以上人民政府食品安全监督管理部门责令改正，没收违法所得，并处五万元以上二十万元以下罚款；造成严重后果的，责令停业，直至由原发证部门吊销许可证；使消费者的合法权益受到损害的，应当与食品经营者承担连带责任。

消费者通过网络食品交易第三方平台购买食品，其合法权益受到损害的，可以向入网食品经营者或者食品生产者要求赔偿。网络食品交易第三方平台提供者不能提供入网食品经营者的真实名称、地址和有效联系方式的，由网络食品交易第三方平台提供者赔偿。网络食品交易第三方平台提供者赔偿后，有权向入网食品经营者或者食品生产者追偿。网络食品交易第三方平台提供者作出更有利于消费者承诺的，应当履行其承诺。

第一百三十二条 违反本法规定，未按要求进行食品贮存、运输和装卸的，由县级以上人民政府食品安全监督管理等部门按照各自职责分工责令改正，给予警告；拒不改正的，责令停产停业，并处一万元以上五万元以下罚款；情节严重的，吊销许可证。

第一百三十三条 违反本法规定，拒绝、阻挠、干涉有关部门、机构及其工作人员依法开展食品安全监督检查、事故调查处理、风险监测和风险评估的，由有关主管部门按照各自职责分工责令停产停业，并处二千元以上五万元以下罚款；情节严重的，吊销许可证；构成违反治安管理行为的，由公安机关依法给予治安管理处罚。

违反本法规定，对举报人以解除、变更劳动合同或者其他方式打击报复的，应当依照有关法律的规定承担责任。

第一百三十四条 食品生产经营者在一年内累计三次因违反本法规定受到责令停产停业、吊销许可证以外处罚的，由食品安全监督管理部门责令停产停业，直至吊销许可证。

第一百三十五条 被吊销许可证的食品生产经营者及其法定代表人、直接负责的主管人员和其他直接责任人员自处罚决定作出之日起五年内不得申请食品生产经营许可，或者从事食品生产经营管理工作、担任食品生产经营企业食品安全管理人员。

因食品安全犯罪被判处有期徒刑以上刑罚的，终身不得从事食品生产经营管理工作，也不得担任食品生产经营企业食品安全管理人员。

食品生产经营者聘用人员违反前两款规定的，由县级以上人民政府食品安全监督管理部门吊销许可证。

第一百三十六条 食品经营者履行了本法规定的进货查验等义务，有充分证据证明其不知道所采购的食品不符合食品安全标准，并能如实说明其进货来源的，可以免予处罚，但应当依法没收其不符合食品安全标准的食品；造成人身、财产或者其他损害的，依法承担赔偿责任。

第一百三十七条 违反本法规定，承担食品安全风险监测、风险评估工作的技术机构、技术人员提供虚假监测、评估信息的，依法对技术机构直接负责的主管人员和技术人员给予撤职、开除处分；有执业资格的，由授予其资格的主管部门吊销执业证书。

第一百三十八条 违反本法规定，食品检验机构、食品检验人员出具虚假检验报告的，由授予其资质的主管部门或者机构撤销该食品检验机构的检验资质，没收所收取的检验费用，并处检验费用五倍以上十倍以下罚款，检验费用不足一万元的，并处五万元以上十万元以下罚款；依法对食品检验机构直接负责的主管人员和食品检验人员给予撤职或者开除处分；导致发生重大食品安全事故的，对直接负责的主管人员和食品检验人员给予开除处分。

违反本法规定，受到开除处分的食品检验机构人员，自处分决定作出之日起十年内不得从事食品检验工作；因食品安全违法行为受到刑事处罚或者因出具虚假检验报告导致发生重大食品安全事故受到开除处分的食品检验机构人员，终身不得从事食品检验工作。食品检验机构聘用不得从事食品检验工作的人员的，由授予其资质的主管部门或者机构撤销该食品检验机构的检验资质。

食品检验机构出具虚假检验报告，使消费者的合法权益受到损害的，应当与食品生产经营者承担连带责任。

第一百三十九条 违反本法规定，认证机构出具虚假认证结论，由认证认可监督管理部门没收所收取的认证费用，并处认证费用五倍以上十倍以下罚款，认证费用不足一万元的，并处五万元以上十万元以下罚款；情节严重的，责令停业，直至撤销认证机构批准文件，并向社会公布；对直接负责的主管人员和负有直接责任的认证人员，撤销其执业资格。

认证机构出具虚假认证结论，使消费者的合法权益受到损害的，应当与食品生产经营者承担连带责任。

第一百四十条 违反本法规定，在广告中对食品作虚假宣传，欺骗消费者，或者发布未取得批准文件、广告内容与批准文件不一致的保健食品广告的，依照《中华人民共和国广告法》的规定给予处罚。

广告经营者、发布者设计、制作、发布虚假食品广告，使消费者的合法权益受到损害的，应当与食品生产经营者承担连带责任。

社会团体或者其他组织、个人在虚假广告或者其他虚假宣传中向消费者推荐食品，使消费者的合法权益受到损害的，应当与食品生产经营者承担连带责任。

违反本法规定，食品安全监督管理等部门、食品检验机构、食品行业协会以广告或者其他形式向消费者推荐食品，消费者组织以收取费用或者其他牟取利益的方式向消费者推荐食品的，由有关主管部门没收违法所得，依法对直接负责的主管人员和其他直接责任人员给予记大过、降级或者撤职处分；情节严重的，给予开除处分。

对食品作虚假宣传且情节严重的，由省级以上人民政府食品安全监督管理部门决定暂停销售该食品，并向社会公布；仍然销售该食品的，由县级以上人民政府食品安全监督管理部门没收违法所得和违法销售的食品，并处二万元以上五万元以下罚款。

第一百四十一条 违反本法规定，编造、散布虚假食品安全信息，构成违反治安管理行为的，由公安机关依法给予治安管理处罚。

媒体编造、散布虚假食品安全信息的，由有关主管部门依法给予处罚，并对直接负责的主管人员和其他直接责任人员给予处分；使公民、法人或者其他组织的合法权益受到损害的，依法承担消除影响、恢复名誉、赔偿损失、赔礼道歉等民事责任。

第一百四十二条　违反本法规定，县级以上地方人民政府有下列行为之一的，对直接负责的主管人员和其他直接责任人员给予记大过处分；情节较重的，给予降级或者撤职处分；情节严重的，给予开除处分；造成严重后果的，其主要负责人还应当引咎辞职：

（一）对发生在本行政区域内的食品安全事故，未及时组织协调有关部门开展有效处置，造成不良影响或者损失；

（二）对本行政区域内涉及多环节的区域性食品安全问题，未及时组织整治，造成不良影响或者损失；

（三）隐瞒、谎报、缓报食品安全事故；

（四）本行政区域内发生特别重大食品安全事故，或者连续发生重大食品安全事故。

第一百四十三条　违反本法规定，县级以上地方人民政府有下列行为之一的，对直接负责的主管人员和其他直接责任人员给予警告、记过或者记大过处分；造成严重后果的，给予降级或者撤职处分：

（一）未确定有关部门的食品安全监督管理职责，未建立健全食品安全全程监督管理工作机制和信息共享机制，未落实食品安全监督管理责任制；

（二）未制定本行政区域的食品安全事故应急预案，或者发生食品安全事故后未按规定立即成立事故处置指挥机构、启动应急预案。

第一百四十四条　违反本法规定，县级以上人民政府食品安全监督管理、卫生行政、农业行政等部门有下列行为之一的，对直接负责的主管人员和其他直接责任人员给予记大过处分；情节较重的，给予降级或者撤职处分；情节严重的，给予开除处分；造成严重后果的，其主要负责人还应当引咎辞职：

（一）隐瞒、谎报、缓报食品安全事故；

（二）未按规定查处食品安全事故，或者接到食品安全事故报告未及时处理，造成事故扩大或者蔓延；

（三）经食品安全风险评估得出食品、食品添加剂、食品相关产品不安全结论后，未及时采取相应措施，造成食品安全事故或者不良社会影响；

（四）对不符合条件的申请人准予许可，或者超越法定职权准予许可；

（五）不履行食品安全监督管理职责，导致发生食品安全事故。

第一百四十五条 违反本法规定，县级以上人民政府食品安全监督管理、卫生行政、农业行政等部门有下列行为之一，造成不良后果的，对直接负责的主管人员和其他直接责任人员给予警告、记过或者记大过处分；情节较重的，给予降级或者撤职处分；情节严重的，给予开除处分：

（一）在获知有关食品安全信息后，未按规定向上级主管部门和本级人民政府报告，或者未按规定相互通报；

（二）未按规定公布食品安全信息；

（三）不履行法定职责，对查处食品安全违法行为不配合，或者滥用职权、玩忽职守、徇私舞弊。

第一百四十六条 食品安全监督管理等部门在履行食品安全监督管理职责过程中，违法实施检查、强制等执法措施，给生产经营者造成损失的，应当依法予以赔偿，对直接负责的主管人员和其他直接责任人员依法给予处分。

第一百四十七条 违反本法规定，造成人身、财产或者其他损害的，依法承担赔偿责任。生产经营者财产不足以同时承担民事赔偿责任和缴纳罚款、罚金时，先承担民事赔偿责任。

第一百四十八条　消费者因不符合食品安全标准的食品受到损害的，可以向经营者要求赔偿损失，也可以向生产者要求赔偿损失。接到消费者赔偿要求的生产经营者，应当实行首负责任制，先行赔付，不得推诿；属于生产者责任的，经营者赔偿后有权向生产者追偿；属于经营者责任的，生产者赔偿后有权向经营者追偿。

生产不符合食品安全标准的食品或者经营明知是不符合食品安全标准的食品，消费者除要求赔偿损失外，还可以向生产者或者经营者要求支付价款十倍或者损失三倍的赔偿金；增加赔偿的金额不足一千元的，为一千元。但是，食品的标签、说明书存在不影响食品安全且不会对消费者造成误导的瑕疵的除外。

第一百四十九条　违反本法规定，构成犯罪的，依法追究刑事责任。

第十章　附　则

第一百五十条　本法下列用语的含义：

食品，指各种供人食用或者饮用的成品和原料以及按照传统既是食品又是中药材的物品，但是不包括以治疗为目的的物品。

食品安全，指食品无毒、无害，符合应当有的营养要求，对人体健康不造成任何急性、亚急性或者慢性危害。

预包装食品，指预先定量包装或者制作在包装材料、容器中的食品。

食品添加剂，指为改善食品品质和色、香、味以及为防腐、保鲜和加工工艺的需要而加入食品中的人工合成或者天然物质，包括营养强化剂。

用于食品的包装材料和容器，指包装、盛放食品或者食品添加剂用的纸、竹、木、金属、搪瓷、陶瓷、塑料、橡胶、天然纤维、化学纤维、玻璃等制品和直接接触食品或者食品添加剂的涂料。

用于食品生产经营的工具、设备，指在食品或者食品添加剂生产、销售、使用过程中直接接触食品或者食品添加剂的机械、管道、传送带、容器、用具、餐具等。

用于食品的洗涤剂、消毒剂，指直接用于洗涤或者消毒食品、餐具、饮具以及直接接触食品的工具、设备或者食品包装材料和容器的物质。

食品保质期，指食品在标明的贮存条件下保持品质的期限。

食源性疾病，指食品中致病因素进入人体引起的感染性、中毒性等疾病，包括食物中毒。

食品安全事故，指食源性疾病、食品污染等源于食品，对人体健康有危害或者可能有危害的事故。

第一百五十一条 转基因食品和食盐的食品安全管理，本法未作规定的，适用其他法律、行政法规的规定。

第一百五十二条 铁路、民航运营中食品安全的管理办法由国务院食品安全监督管理部门会同国务院有关部门依照本法制定。

保健食品的具体管理办法由国务院食品安全监督管理部门依照本法制定。

食品相关产品生产活动的具体管理办法由国务院食品安全监督管理部门依照本法制定。

国境口岸食品的监督管理由出入境检验检疫机构依照本法以及有关法律、行政法规的规定实施。

军队专用食品和自供食品的食品安全管理办法由中央军事委员会依照本法制定。

第一百五十三条 国务院根据实际需要，可以对食品安全监督管理体制作出调整。

第一百五十四条 本法自2015年10月1日起施行。

中华人民共和国反食品浪费法

（2021年4月29日第十三届全国人民代表大会常务委员会第二十八次会议通过《中华人民共和国反食品浪费法》，自公布之日起施行）

第一条　为了防止食品浪费，保障国家粮食安全，弘扬中华民族传统美德，践行社会主义核心价值观，节约资源，保护环境，促进经济社会可持续发展，根据宪法，制定本法。

第二条　本法所称食品，是指《中华人民共和国食品安全法》规定的食品，包括各种供人食用或者饮用的食物。

本法所称食品浪费，是指对可安全食用或者饮用的食品未能按照其功能目的合理利用，包括废弃、因不合理利用导致食品数量减少或者质量下降等。

第三条　国家厉行节约，反对浪费。

国家坚持多措并举、精准施策、科学管理、社会共治的原则，采取技术上可行、经济上合理的措施防止和减少食品浪费。

国家倡导文明、健康、节约资源、保护环境的消费方式，提倡简约适度、绿色低碳的生活方式。

第四条　各级人民政府应当加强对反食品浪费工作的领导，确定反食品浪费目标任务，建立健全反食品浪费工作机制，组织对食品浪费情况进行监测、调查、分析和评估，加强监督管理，推进反食品浪费工作。

县级以上地方人民政府应当每年向社会公布反食品浪费情况，提出加强反食品浪费措施，持续推动全社会反食品浪费。

第五条　国务院发展改革部门应当加强对全国反食品浪费工作

的组织协调；会同国务院有关部门每年分析评估食品浪费情况，整体部署反食品浪费工作，提出相关工作措施和意见，由各有关部门落实。

国务院商务主管部门应当加强对餐饮行业的管理，建立健全行业标准、服务规范；会同国务院市场监督管理部门等建立餐饮行业反食品浪费制度规范，采取措施鼓励餐饮服务经营者提供分餐服务、向社会公开其反食品浪费情况。

国务院市场监督管理部门应当加强对食品生产经营者反食品浪费情况的监督，督促食品生产经营者落实反食品浪费措施。

国家粮食和物资储备部门应当加强粮食仓储流通过程中的节粮减损管理，会同国务院有关部门组织实施粮食储存、运输、加工标准。

国务院有关部门依照本法和国务院规定的职责，采取措施开展反食品浪费工作。

第六条　机关、人民团体、国有企业事业单位应当按照国家有关规定，细化完善公务接待、会议、培训等公务活动用餐规范，加强管理，带头厉行节约，反对浪费。

公务活动需要安排用餐的，应当根据实际情况，节俭安排用餐数量、形式，不得超过规定的标准。

第七条　餐饮服务经营者应当采取下列措施，防止食品浪费：

（一）建立健全食品采购、储存、加工管理制度，加强服务人员职业培训，将珍惜粮食、反对浪费纳入培训内容；

（二）主动对消费者进行防止食品浪费提示提醒，在醒目位置张贴或者摆放反食品浪费标识，或者由服务人员提示说明，引导消费者按需适量点餐；

（三）提升餐饮供给质量，按照标准规范制作食品，合理确定数量、分量，提供小份餐等不同规格选择；

（四）提供团体用餐服务的，应当将防止食品浪费理念纳入菜单设计，按照用餐人数合理配置菜品、主食；

（五）提供自助餐服务的，应当主动告知消费规则和防止食品浪费要求，提供不同规格餐具，提醒消费者适量取餐。

餐饮服务经营者不得诱导、误导消费者超量点餐。

餐饮服务经营者可以通过在菜单上标注食品分量、规格、建议消费人数等方式充实菜单信息，为消费者提供点餐提示，根据消费者需要提供公勺公筷和打包服务。

餐饮服务经营者可以对参与"光盘行动"的消费者给予奖励；也可以对造成明显浪费的消费者收取处理厨余垃圾的相应费用，收费标准应当明示。

餐饮服务经营者可以运用信息化手段分析用餐需求，通过建设中央厨房、配送中心等措施，对食品采购、运输、储存、加工等进行科学管理。

第八条 设有食堂的单位应当建立健全食堂用餐管理制度，制定、实施防止食品浪费措施，加强宣传教育，增强反食品浪费意识。

单位食堂应当加强食品采购、储存、加工动态管理，根据用餐人数采购、做餐、配餐，提高原材料利用率和烹饪水平，按照健康、经济、规范的原则提供饮食，注重饮食平衡。

单位食堂应当改进供餐方式，在醒目位置张贴或者摆放反食品浪费标识，引导用餐人员适量点餐、取餐；对有浪费行为的，应当及时予以提醒、纠正。

第九条 学校应当对用餐人员数量、结构进行监测、分析和评估，加强学校食堂餐饮服务管理；选择校外供餐单位的，应当建立健全引进和退出机制，择优选择。

学校食堂、校外供餐单位应当加强精细化管理，按需供餐，改进供餐方式，科学营养配餐，丰富不同规格配餐和口味选择，定期听取用餐人员意见，保证菜品、主食质量。

第十条 餐饮外卖平台应当以显著方式提示消费者适量点餐。餐饮服务经营者通过餐饮外卖平台提供服务的，应当在平台页面上向消费者提供食品分量、规格或者建议消费人数等信息。

第十一条 旅游经营者应当引导旅游者文明、健康用餐。旅行社及导游应当合理安排团队用餐，提醒旅游者适量点餐、取餐。有关行业应当将旅游经营者反食品浪费工作情况纳入相关质量标准等级评定指标。

第十二条 超市、商场等食品经营者应当对其经营的食品加强日常检查，对临近保质期的食品分类管理，作特别标示或者集中陈列出售。

第十三条 各级人民政府及其有关部门应当采取措施，反对铺张浪费，鼓励和推动文明、节俭举办活动，形成浪费可耻、节约为荣的氛围。

婚丧嫁娶、朋友和家庭聚会、商务活动等需要用餐的，组织者、参加者应当适度备餐、点餐，文明、健康用餐。

第十四条 个人应当树立文明、健康、理性、绿色的消费理念，外出就餐时根据个人健康状况、饮食习惯和用餐需求合理点餐、取餐。

家庭及成员在家庭生活中，应当培养形成科学健康、物尽其用、防止浪费的良好习惯，按照日常生活实际需要采购、储存和制作食品。

第十五条 国家完善粮食和其他食用农产品的生产、储存、运输、加工标准，推广使用新技术、新工艺、新设备，引导适度加工和综合利用，降低损耗。

食品生产经营者应当采取措施，改善食品储存、运输、加工条件，防止食品变质，降低储存、运输中的损耗；提高食品加工利用率，避免过度加工和过量使用原材料。

第十六条 制定和修改有关国家标准、行业标准和地方标准，应当将防止食品浪费作为重要考虑因素，在保证食品安全的前提下，最大程度防止浪费。

食品保质期应当科学合理设置，显著标注，容易辨识。

第十七条 各级人民政府及其有关部门应当建立反食品浪费监督检查机制，对发现的食品浪费问题及时督促整改。

食品生产经营者在食品生产经营过程中严重浪费食品的，县级以上地方人民政府市场监督管理、商务等部门可以对其法定代表人或者主要负责人进行约谈。被约谈的食品生产经营者应当立即整改。

第十八条 机关事务管理部门会同有关部门建立机关食堂反食品浪费工作成效评估和通报制度，将反食品浪费纳入公共机构节约能源资源考核和节约型机关创建活动内容。

第十九条 食品、餐饮行业协会等应当加强行业自律，依法制定、实施反食品浪费等相关团体标准和行业自律规范，宣传、普及防止食品浪费知识，推广先进典型，引导会员自觉开展反食品浪费活动，对有浪费行为的会员采取必要的自律措施。

食品、餐饮行业协会等应当开展食品浪费监测，加强分析评估，每年向社会公布有关反食品浪费情况及监测评估结果，为国家机关制定法律、法规、政策、标准和开展有关问题研究提供支持，接受社会监督。

消费者协会和其他消费者组织应当对消费者加强饮食消费教育，引导形成自觉抵制浪费的消费习惯。

第二十条 机关、人民团体、社会组织、企业事业单位和基层群众性自治组织应当将厉行节约、反对浪费作为群众性精神文明创建活动内容，纳入相关创建测评体系和各地市民公约、村规民约、行业规范等，加强反食品浪费宣传教育和科学普及，推动开展"光盘行动"，倡导文明、健康、科学的饮食文化，增强公众反食品浪费意识。

县级以上人民政府及其有关部门应当持续组织开展反食品浪费宣传教育，并将反食品浪费作为全国粮食安全宣传周的重要内容。

第二十一条 教育行政部门应当指导、督促学校加强反食品浪费教育和管理。

学校应当按照规定开展国情教育，将厉行节约、反对浪费纳入教育教学内容，通过学习实践、体验劳动等形式，开展反食品浪费专题教育活动，培养学生形成勤俭节约、珍惜粮食的习惯。

学校应当建立防止食品浪费的监督检查机制，制定、实施相应的奖惩措施。

第二十二条 新闻媒体应当开展反食品浪费法律、法规以及相关标准和知识的公益宣传，报道先进典型，曝光浪费现象，引导公众树立正确饮食消费观念，对食品浪费行为进行舆论监督。有关反食品浪费的宣传报道应当真实、公正。

禁止制作、发布、传播宣扬量大多吃、暴饮暴食等浪费食品的节目或者音视频信息。

网络音视频服务提供者发现用户有违反前款规定行为的，应当立即停止传输相关信息；情节严重的，应当停止提供信息服务。

第二十三条 县级以上地方人民政府民政、市场监督管理部门等建立捐赠需求对接机制，引导食品生产经营者等在保证食品安全的前提下向有关社会组织、福利机构、救助机构等组织或者个人捐赠食品。有关组织根据需要，及时接收、分发食品。

国家鼓励社会力量参与食品捐赠活动。网络信息服务提供者可以搭建平台，为食品捐赠等提供服务。

第二十四条 产生厨余垃圾的单位、家庭和个人应当依法履行厨余垃圾源头减量义务。

第二十五条 国家组织开展营养状况监测、营养知识普及，引导公民形成科学的饮食习惯，减少不健康饮食引起的疾病风险。

第二十六条 县级以上人民政府应当采取措施，对防止食品浪费的科学研究、技术开发等活动予以支持。

政府采购有关商品和服务，应当有利于防止食品浪费。

国家实行有利于防止食品浪费的税收政策。

第二十七条 任何单位和个人发现食品生产经营者等有食品浪费行为的，有权向有关部门和机关举报。接到举报的部门和机关应当及时依法处理。

第二十八条 违反本法规定，餐饮服务经营者未主动对消费者进行防止食品浪费提示提醒的，由县级以上地方人民政府市场监督管理部门或者县级以上地方人民政府指定的部门责令改正，给予警告。

违反本法规定，餐饮服务经营者诱导、误导消费者超量点餐造成明显浪费的，由县级以上地方人民政府市场监督管理部门或者县级以上地方人民政府指定的部门责令改正，给予警告；拒不改正的，处一千元以上一万元以下罚款。

违反本法规定，食品生产经营者在食品生产经营过程中造成严重食品浪费的，由县级以上地方人民政府市场监督管理部门或者县级以上地方人民政府指定的部门责令改正，拒不改正的，处五千元以上五万元以下罚款。

第二十九条 违反本法规定，设有食堂的单位未制定或者未实施防止食品浪费措施的，由县级以上地方人民政府指定的部门责令改正，给予警告。

第三十条 违反本法规定，广播电台、电视台、网络音视频服务提供者制作、发布、传播宣扬量大多吃、暴饮暴食等浪费食品的节目或者音视频信息的，由广播电视、网信等部门按照各自职责责令改正，给予警告；拒不改正或者情节严重的，处一万元以上十万元以下罚款，并可以责令暂停相关业务、停业整顿，对直接负责的主管人员和其他直接责任人员依法追究法律责任。

第三十一条 省、自治区、直辖市或者设区的市、自治州根据具体情况和实际需要，制定本地方反食品浪费的具体办法。

第三十二条 本法自公布之日起施行。

中华人民共和国食品安全法实施条例

（中华人民共和国国务院令第721号，《中华人民共和国食品安全法实施条例》已经2019年3月26日国务院第42次常务会议修订通过，现将修订后的《中华人民共和国食品安全法实施条例》公布，自2019年12月1日起施行）

第一章 总 则

第一条 根据《中华人民共和国食品安全法》（以下简称食品安全法），制定本条例。

第二条 食品生产经营者应当依照法律、法规和食品安全标准从事生产经营活动，建立健全食品安全管理制度，采取有效措施预防和控制食品安全风险，保证食品安全。

第三条 国务院食品安全委员会负责分析食品安全形势，研究部署、统筹指导食品安全工作，提出食品安全监督管理的重大政策措施，督促落实食品安全监督管理责任。县级以上地方人民政府食品安全委员会按照本级人民政府规定的职责开展工作。

第四条 县级以上人民政府建立统一权威的食品安全监督管理体制，加强食品安全监督管理能力建设。

县级以上人民政府食品安全监督管理部门和其他有关部门应当依法履行职责，加强协调配合，做好食品安全监督管理工作。

乡镇人民政府和街道办事处应当支持、协助县级人民政府食品安全监督管理部门及其派出机构依法开展食品安全监督管理工作。

第五条 国家将食品安全知识纳入国民素质教育内容，普及食品安全科学常识和法律知识，提高全社会的食品安全意识。

第二章　食品安全风险监测和评估

第六条　县级以上人民政府卫生行政部门会同同级食品安全监督管理等部门建立食品安全风险监测会商机制，汇总、分析风险监测数据，研判食品安全风险，形成食品安全风险监测分析报告，报本级人民政府；县级以上地方人民政府卫生行政部门还应当将食品安全风险监测分析报告同时报上一级人民政府卫生行政部门。食品安全风险监测会商的具体办法由国务院卫生行政部门会同国务院食品安全监督管理等部门制定。

第七条　食品安全风险监测结果表明存在食品安全隐患，食品安全监督管理等部门经进一步调查确认有必要通知相关食品生产经营者的，应当及时通知。

接到通知的食品生产经营者应当立即进行自查，发现食品不符合食品安全标准或者有证据证明可能危害人体健康的，应当依照食品安全法第六十三条的规定停止生产、经营，实施食品召回，并报告相关情况。

第八条　国务院卫生行政、食品安全监督管理等部门发现需要对农药、肥料、兽药、饲料和饲料添加剂等进行安全性评估的，应当向国务院农业行政部门提出安全性评估建议。国务院农业行政部门应当及时组织评估，并向国务院有关部门通报评估结果。

第九条　国务院食品安全监督管理部门和其他有关部门建立食品安全风险信息交流机制，明确食品安全风险信息交流的内容、程序和要求。

第三章　食品安全标准

第十条　国务院卫生行政部门会同国务院食品安全监督管理、农业行政等部门制定食品安全国家标准规划及其年度实施计划。国务院卫生行政部门应当在其网站上公布食品安全国家标准规划及其年度实施计划的草案，公开征求意见。

第十一条 省、自治区、直辖市人民政府卫生行政部门依照食品安全法第二十九条的规定制定食品安全地方标准，应当公开征求意见。省、自治区、直辖市人民政府卫生行政部门应当自食品安全地方标准公布之日起30个工作日内，将地方标准报国务院卫生行政部门备案。国务院卫生行政部门发现备案的食品安全地方标准违反法律、法规或者食品安全国家标准的，应当及时予以纠正。

食品安全地方标准依法废止的，省、自治区、直辖市人民政府卫生行政部门应当及时在其网站上公布废止情况。

第十二条 保健食品、特殊医学用途配方食品、婴幼儿配方食品等特殊食品不属于地方特色食品，不得对其制定食品安全地方标准。

第十三条 食品安全标准公布后，食品生产经营者可以在食品安全标准规定的实施日期之前实施并公开提前实施情况。

第十四条 食品生产企业不得制定低于食品安全国家标准或者地方标准要求的企业标准。食品生产企业制定食品安全指标严于食品安全国家标准或者地方标准的企业标准的，应当报省、自治区、直辖市人民政府卫生行政部门备案。

食品生产企业制定企业标准的，应当公开，供公众免费查阅。

第四章　食品生产经营

第十五条 食品生产经营许可的有效期为5年。

食品生产经营者的生产经营条件发生变化，不再符合食品生产经营要求的，食品生产经营者应当立即采取整改措施；需要重新办理许可手续的，应当依法办理。

第十六条 国务院卫生行政部门应当及时公布新的食品原料、食品添加剂新品种和食品相关产品新品种目录以及所适用的食品安全国家标准。

对按照传统既是食品又是中药材的物质目录，国务院卫生行政部门会同国务院食品安全监督管理部门应当及时更新。

第十七条 国务院食品安全监督管理部门会同国务院农业行政等有关部门明确食品安全全程追溯基本要求，指导食品生产经营者通过信息化手段建立、完善食品安全追溯体系。

食品安全监督管理等部门应当将婴幼儿配方食品等针对特定人群的食品以及其他食品安全风险较高或者销售量大的食品的追溯体系建设作为监督检查的重点。

第十八条 食品生产经营者应当建立食品安全追溯体系，依照食品安全法的规定如实记录并保存进货查验、出厂检验、食品销售等信息，保证食品可追溯。

第十九条 食品生产经营企业的主要负责人对本企业的食品安全工作全面负责，建立并落实本企业的食品安全责任制，加强供货者管理、进货查验和出厂检验、生产经营过程控制、食品安全自查等工作。食品生产经营企业的食品安全管理人员应当协助企业主要负责人做好食品安全管理工作。

第二十条 食品生产经营企业应当加强对食品安全管理人员的培训和考核。食品安全管理人员应当掌握与其岗位相适应的食品安全法律、法规、标准和专业知识，具备食品安全管理能力。食品安全监督管理部门应当对企业食品安全管理人员进行随机监督抽查考核。考核指南由国务院食品安全监督管理部门制定、公布。

第二十一条 食品、食品添加剂生产经营者委托生产食品、食品添加剂的，应当委托取得食品生产许可、食品添加剂生产许可的生产者生产，并对其生产行为进行监督，对委托生产的食品、食品添加剂的安全负责。受托方应当依照法律、法规、食品安全标准以及合同约定进行生产，对生产行为负责，并接受委托方的监督。

第二十二条 食品生产经营者不得在食品生产、加工场所贮存依照本条例第六十三条规定制定的名录中的物质。

第二十三条 对食品进行辐照加工，应当遵守食品安全国家标准，并按照食品安全国家标准的要求对辐照加工食品进行检验和标注。

第二十四条 贮存、运输对温度、湿度等有特殊要求的食品，应当具备保温、冷藏或者冷冻等设备设施，并保持有效运行。

第二十五条 食品生产经营者委托贮存、运输食品的，应当对受托方的食品安全保障能力进行审核，并监督受托方按照保证食品安全的要求贮存、运输食品。受托方应当保证食品贮存、运输条件符合食品安全的要求，加强食品贮存、运输过程管理。

接受食品生产经营者委托贮存、运输食品的，应当如实记录委托方和收货方的名称、地址、联系方式等内容。记录保存期限不得少于贮存、运输结束后2年。

非食品生产经营者从事对温度、湿度等有特殊要求的食品贮存业务的，应当自取得营业执照之日起30个工作日内向所在地县级人民政府食品安全监督管理部门备案。

第二十六条 餐饮服务提供者委托餐具饮具集中消毒服务单位提供清洗消毒服务的，应当查验、留存餐具饮具集中消毒服务单位的营业执照复印件和消毒合格证明。保存期限不得少于消毒餐具饮具使用期限到期后6个月。

第二十七条 餐具饮具集中消毒服务单位应当建立餐具饮具出厂检验记录制度，如实记录出厂餐具饮具的数量、消毒日期和批号、使用期限、出厂日期以及委托方名称、地址、联系方式等内容。出厂检验记录保存期限不得少于消毒餐具饮具使用期限到期后6个月。消毒后的餐具饮具应当在独立包装上标注单位名称、地址、联系方式、消毒日期和批号以及使用期限等内容。

第二十八条 学校、托幼机构、养老机构、建筑工地等集中用餐单位的食堂应当执行原料控制、餐具饮具清洗消毒、食品留样等制度，并依照食品安全法第四十七条的规定定期开展食堂食品安全自查。

承包经营集中用餐单位食堂的，应当依法取得食品经营许可，并对食堂的食品安全负责。集中用餐单位应当督促承包方落实食品安全管理制度，承担管理责任。

第二十九条　食品生产经营者应当对变质、超过保质期或者回收的食品进行显著标示或者单独存放在有明确标志的场所，及时采取无害化处理、销毁等措施并如实记录。

食品安全法所称回收食品，是指已经售出，因违反法律、法规、食品安全标准或者超过保质期等原因，被召回或者退回的食品，不包括依照食品安全法第六十三条第三款的规定可以继续销售的食品。

第三十条　县级以上地方人民政府根据需要建设必要的食品无害化处理和销毁设施。食品生产经营者可以按照规定使用政府建设的设施对食品进行无害化处理或者予以销毁。

第三十一条　食品集中交易市场的开办者、食品展销会的举办者应当在市场开业或者展销会举办前向所在地县级人民政府食品安全监督管理部门报告。

第三十二条　网络食品交易第三方平台提供者应当妥善保存入网食品经营者的登记信息和交易信息。县级以上人民政府食品安全监督管理部门开展食品安全监督检查、食品安全案件调查处理、食品安全事故处置确需了解有关信息的，经其负责人批准，可以要求网络食品交易第三方平台提供者提供，网络食品交易第三方平台提供者应当按照要求提供。县级以上人民政府食品安全监督管理部门及其工作人员对网络食品交易第三方平台提供者提供的信息依法负有保密义务。

第三十三条　生产经营转基因食品应当显著标示，标示办法由国务院食品安全监督管理部门会同国务院农业行政部门制定。

第三十四条　禁止利用包括会议、讲座、健康咨询在内的任何方式对食品进行虚假宣传。食品安全监督管理部门发现虚假宣传行为的，应当依法及时处理。

第三十五条　保健食品生产工艺有原料提取、纯化等前处理工序的，生产企业应当具备相应的原料前处理能力。

第三十六条 特殊医学用途配方食品生产企业应当按照食品安全国家标准规定的检验项目对出厂产品实施逐批检验。

特殊医学用途配方食品中的特定全营养配方食品应当通过医疗机构或者药品零售企业向消费者销售。医疗机构、药品零售企业销售特定全营养配方食品的，不需要取得食品经营许可，但是应当遵守食品安全法和本条例关于食品销售的规定。

第三十七条 特殊医学用途配方食品中的特定全营养配方食品广告按照处方药广告管理，其他类别的特殊医学用途配方食品广告按照非处方药广告管理。

第三十八条 对保健食品之外的其他食品，不得声称具有保健功能。

对添加食品安全国家标准规定的选择性添加物质的婴幼儿配方食品，不得以选择性添加物质命名。

第三十九条 特殊食品的标签、说明书内容应当与注册或者备案的标签、说明书一致。销售特殊食品，应当核对食品标签、说明书内容是否与注册或者备案的标签、说明书一致，不一致的不得销售。省级以上人民政府食品安全监督管理部门应当在其网站上公布注册或者备案的特殊食品的标签、说明书。

特殊食品不得与普通食品或者药品混放销售。

第五章 食品检验

第四十条 对食品进行抽样检验，应当按照食品安全标准、注册或者备案的特殊食品的产品技术要求以及国家有关规定确定的检验项目和检验方法进行。

第四十一条 对可能掺杂掺假的食品，按照现有食品安全标准规定的检验项目和检验方法以及依照食品安全法第一百一十一条和本条例第六十三条规定制定的检验项目和检验方法无法检验的，国务院食品安全监督管理部门可以制定补充检验项目和检验方法，用于对食品的抽样检验、食品安全案件调查处理和食品安全事故处置。

第四十二条 依照食品安全法第八十八条的规定申请复检的，申请人应当向复检机构先行支付复检费用。复检结论表明食品不合格的，复检费用由复检申请人承担；复检结论表明食品合格的，复检费用由实施抽样检验的食品安全监督管理部门承担。

复检机构无正当理由不得拒绝承担复检任务。

第四十三条 任何单位和个人不得发布未依法取得资质认定的食品检验机构出具的食品检验信息，不得利用上述检验信息对食品、食品生产经营者进行等级评定，欺骗、误导消费者。

第六章　食品进出口

第四十四条 进口商进口食品、食品添加剂，应当按照规定向出入境检验检疫机构报检，如实申报产品相关信息，并随附法律、行政法规规定的合格证明材料。

第四十五条 进口食品运达口岸后，应当存放在出入境检验检疫机构指定或者认可的场所；需要移动的，应当按照出入境检验检疫机构的要求采取必要的安全防护措施。大宗散装进口食品应当在卸货口岸进行检验。

第四十六条 国家出入境检验检疫部门根据风险管理需要，可以对部分食品实行指定口岸进口。

第四十七条 国务院卫生行政部门依照食品安全法第九十三条的规定对境外出口商、境外生产企业或者其委托的进口商提交的相关国家（地区）标准或者国际标准进行审查，认为符合食品安全要求的，决定暂予适用并予以公布；暂予适用的标准公布前，不得进口尚无食品安全国家标准的食品。

食品安全国家标准中通用标准已经涵盖的食品不属于食品安全

法第九十三条规定的尚无食品安全国家标准的食品。

第四十八条 进口商应当建立境外出口商、境外生产企业审核制度，重点审核境外出口商、境外生产企业制定和执行食品安全风险控制措施的情况以及向我国出口的食品是否符合食品安全法、本条例和其他有关法律、行政法规的规定以及食品安全国家标准的要求。

第四十九条 进口商依照食品安全法第九十四条第三款的规定召回进口食品的，应当将食品召回和处理情况向所在地县级人民政府食品安全监督管理部门和所在地出入境检验检疫机构报告。

第五十条 国家出入境检验检疫部门发现已经注册的境外食品生产企业不再符合注册要求的，应当责令其在规定期限内整改，整改期间暂停进口其生产的食品；经整改仍不符合注册要求的，国家出入境检验检疫部门应当撤销境外食品生产企业注册并公告。

第五十一条 对通过我国良好生产规范、危害分析与关键控制点体系认证的境外生产企业，认证机构应当依法实施跟踪调查。对不再符合认证要求的企业，认证机构应当依法撤销认证并向社会公布。

第五十二条 境外发生的食品安全事件可能对我国境内造成影响，或者在进口食品、食品添加剂、食品相关产品中发现严重食品安全问题的，国家出入境检验检疫部门应当及时进行风险预警，并可以对相关的食品、食品添加剂、食品相关产品采取下列控制措施：

（一）退货或者销毁处理；

（二）有条件地限制进口；

（三）暂停或者禁止进口。

第五十三条 出口食品、食品添加剂的生产企业应当保证其出口食品、食品添加剂符合进口国家（地区）的标准或者合同要求；我国缔结或者参加的国际条约、协定有要求的，还应当符合国际条约、协定的要求。

第七章　食品安全事故处置

第五十四条　食品安全事故按照国家食品安全事故应急预案实行分级管理。县级以上人民政府食品安全监督管理部门会同同级有关部门负责食品安全事故调查处理。

县级以上人民政府应当根据实际情况及时修改、完善食品安全事故应急预案。

第五十五条　县级以上人民政府应当完善食品安全事故应急管理机制，改善应急装备，做好应急物资储备和应急队伍建设，加强应急培训、演练。

第五十六条　发生食品安全事故的单位应当对导致或者可能导致食品安全事故的食品及原料、工具、设备、设施等，立即采取封存等控制措施。

第五十七条　县级以上人民政府食品安全监督管理部门接到食品安全事故报告后，应当立即会同同级卫生行政、农业行政等部门依照食品安全法第一百零五条的规定进行调查处理。食品安全监督管理部门应当对事故单位封存的食品及原料、工具、设备、设施等予以保护，需要封存而事故单位尚未封存的应当直接封存或者责令事故单位立即封存，并通知疾病预防控制机构对与事故有关的因素开展流行病学调查。

疾病预防控制机构应当在调查结束后向同级食品安全监督管理、卫生行政部门同时提交流行病学调查报告。

任何单位和个人不得拒绝、阻挠疾病预防控制机构开展流行病学调查。有关部门应当对疾病预防控制机构开展流行病学调查予以协助。

第五十八条　国务院食品安全监督管理部门会同国务院卫生行政、农业行政等部门定期对全国食品安全事故情况进行分析，完善食品安全监督管理措施，预防和减少事故的发生。

第八章 监督管理

第五十九条 设区的市级以上人民政府食品安全监督管理部门根据监督管理工作需要，可以对由下级人民政府食品安全监督管理部门负责日常监督管理的食品生产经营者实施随机监督检查，也可以组织下级人民政府食品安全监督管理部门对食品生产经营者实施异地监督检查。

设区的市级以上人民政府食品安全监督管理部门认为必要的，可以直接调查处理下级人民政府食品安全监督管理部门管辖的食品安全违法案件，也可以指定其他下级人民政府食品安全监督管理部门调查处理。

第六十条 国家建立食品安全检查员制度，依托现有资源加强职业化检查员队伍建设，强化考核培训，提高检查员专业化水平。

第六十一条 县级以上人民政府食品安全监督管理部门依照食品安全法第一百一十条的规定实施查封、扣押措施，查封、扣押的期限不得超过30日；情况复杂的，经实施查封、扣押措施的食品安全监督管理部门负责人批准，可以延长，延长期限不得超过45日。

第六十二条 网络食品交易第三方平台多次出现入网食品经营者违法经营或者入网食品经营者的违法经营行为造成严重后果的，县级以上人民政府食品安全监督管理部门可以对网络食品交易第三方平台提供者的法定代表人或者主要负责人进行责任约谈。

第六十三条 国务院食品安全监督管理部门会同国务院卫生行政等部门根据食源性疾病信息、食品安全风险监测信息和监督管理信息等，对发现的添加或者可能添加到食品中的非食品用化学物质和其他可能危害人体健康的物质，制定名录及检测方法并予以公布。

第六十四条 县级以上地方人民政府卫生行政部门应当对餐具

饮具集中消毒服务单位进行监督检查，发现不符合法律、法规、国家相关标准以及相关卫生规范等要求的，应当及时调查处理。监督检查的结果应当向社会公布。

第六十五条　国家实行食品安全违法行为举报奖励制度，对查证属实的举报，给予举报人奖励。举报人举报所在企业食品安全重大违法犯罪行为的，应当加大奖励力度。有关部门应当对举报人的信息予以保密，保护举报人的合法权益。食品安全违法行为举报奖励办法由国务院食品安全监督管理部门会同国务院财政等有关部门制定。

食品安全违法行为举报奖励资金纳入各级人民政府预算。

第六十六条　国务院食品安全监督管理部门应当会同国务院有关部门建立守信联合激励和失信联合惩戒机制，结合食品生产经营者信用档案，建立严重违法生产经营者黑名单制度，将食品安全信用状况与准入、融资、信贷、征信等相衔接，及时向社会公布。

第九章　法律责任

第六十七条　有下列情形之一的，属于食品安全法第一百二十三条至第一百二十六条、第一百三十二条以及本条例第七十二条、第七十三条规定的情节严重情形：

（一）违法行为涉及的产品货值金额2万元以上或者违法行为持续时间3个月以上；

（二）造成食源性疾病并出现死亡病例，或者造成30人以上食源性疾病但未出现死亡病例；

（三）故意提供虚假信息或者隐瞒真实情况；

（四）拒绝、逃避监督检查；

（五）因违反食品安全法律、法规受到行政处罚后1年内又实施同一性质的食品安全违法行为，或者因违反食品安全法律、法规受到刑事处罚后又实施食品安全违法行为；

（六）其他情节严重的情形。

对情节严重的违法行为处以罚款时，应当依法从重从严。

第六十八条 有下列情形之一的，依照食品安全法第一百二十五条第一款、本条例第七十五条的规定给予处罚：

（一）在食品生产、加工场所贮存依照本条例第六十三条规定制定的名录中的物质；

（二）生产经营的保健食品之外的食品的标签、说明书声称具有保健功能；

（三）以食品安全国家标准规定的选择性添加物质命名婴幼儿配方食品；

（四）生产经营的特殊食品的标签、说明书内容与注册或者备案的标签、说明书不一致。

第六十九条 有下列情形之一的，依照食品安全法第一百二十六条第一款、本条例第七十五条的规定给予处罚：

（一）接受食品生产经营者委托贮存、运输食品，未按照规定记录保存信息；

（二）餐饮服务提供者未查验、留存餐具饮具集中消毒服务单位的营业执照复印件和消毒合格证明；

（三）食品生产经营者未按照规定对变质、超过保质期或者回收的食品进行标示或者存放，或者未及时对上述食品采取无害化处理、销毁等措施并如实记录；

（四）医疗机构和药品零售企业之外的单位或者个人向消费者销售特殊医学用途配方食品中的特定全营养配方食品；

（五）将特殊食品与普通食品或者药品混放销售。

第七十条 除食品安全法第一百二十五条第一款、第一百二十六条规定的情形外，食品生产经营者的生产经营行为不符合食品安全法第三十三条第一款第五项、第七项至第十项的规定，或者不符合有关食品生产经营过程要求的食品安全国家标准的，依照食品安全法第一百二十六条第一款、本条例第七十五条的规定给予处罚。

第七十一条 餐具饮具集中消毒服务单位未按照规定建立并遵守出厂检验记录制度的，由县级以上人民政府卫生行政部门依照食品安全法第一百二十六条第一款、本条例第七十五条的规定给予处罚。

第七十二条 从事对温度、湿度等有特殊要求的食品贮存业务的非食品生产经营者，食品集中交易市场的开办者、食品展销会的举办者，未按照规定备案或者报告的，由县级以上人民政府食品安全监督管理部门责令改正，给予警告；拒不改正的，处1万元以上5万元以下罚款；情节严重的，责令停产停业，并处5万元以上20万元以下罚款。

第七十三条 利用会议、讲座、健康咨询等方式对食品进行虚假宣传的，由县级以上人民政府食品安全监督管理部门责令消除影响，有违法所得的，没收违法所得；情节严重的，依照食品安全法第一百四十条第五款的规定进行处罚；属于单位违法的，还应当依照本条例第七十五条的规定对单位的法定代表人、主要负责人、直接负责的主管人员和其他直接责任人员给予处罚。

第七十四条 食品生产经营者生产经营的食品符合食品安全标准但不符合食品所标注的企业标准规定的食品安全指标的，由县级以上人民政府食品安全监督管理部门给予警告，并责令食品经营者停止经营该食品，责令食品生产企业改正；拒不停止经营或者改正的，没收不符合企业标准规定的食品安全指标的食品，货值金额不足1万元的，并处1万元以上5万元以下罚款，货值金额1万元以上的，并处货值金额5倍以上10倍以下罚款。

第七十五条 食品生产经营企业等单位有食品安全法规定的违法情形，除依照食品安全法的规定给予处罚外，有下列情形之一的，对单位的法定代表人、主要负责人、直接负责的主管人员和其他直接责任人员处以其上一年度从本单位取得收入的1倍以上10倍以下罚款：

（一）故意实施违法行为；

（二）违法行为性质恶劣；

（三）违法行为造成严重后果。

属于食品安全法第一百二十五条第二款规定情形的，不适用前款规定。

第七十六条 食品生产经营者依照食品安全法第六十三条第一款、第二款的规定停止生产、经营，实施食品召回，或者采取其他有效措施减轻或者消除食品安全风险，未造成危害后果的，可以从轻或者减轻处罚。

第七十七条 县级以上地方人民政府食品安全监督管理等部门对有食品安全法第一百二十三条规定的违法情形且情节严重，可能需要行政拘留的，应当及时将案件及有关材料移送同级公安机关。公安机关认为需要补充材料的，食品安全监督管理等部门应当及时提供。公安机关经审查认为不符合行政拘留条件的，应当及时将案件及有关材料退回移送的食品安全监督管理等部门。

第七十八条 公安机关对发现的食品安全违法行为，经审查没有犯罪事实或者立案侦查后认为不需要追究刑事责任，但依法应当予以行政拘留的，应当及时作出行政拘留的处罚决定；不需要予以行政拘留但依法应当追究其他行政责任的，应当及时将案件及有关材料移送同级食品安全监督管理等部门。

第七十九条 复检机构无正当理由拒绝承担复检任务的，由县级以上人民政府食品安全监督管理部门给予警告，无正当理由1年内2次拒绝承担复检任务的，由国务院有关部门撤销其复检机构资质并向社会公布。

第八十条 发布未依法取得资质认定的食品检验机构出具的食品检验信息，或者利用上述检验信息对食品、食品生产经营者进行等级评定，欺骗、误导消费者的，由县级以上人民政府食品安全监督管理部门责令改正，有违法所得的，没收违法所得，并处10万元以上50万元以下罚款；拒不改正的，处50万元以上100万元以下罚款；构成违反治安管理行为的，由公安机关依法给予治安管理处罚。

第八十一条 食品安全监督管理部门依照食品安全法、本条例对违法单位或者个人处以30万元以上罚款的，由设区的市级以上人民政府食品安全监督管理部门决定。罚款具体处罚权限由国务院食品安全监督管理部门规定。

第八十二条 阻碍食品安全监督管理等部门工作人员依法执行职务，构成违反治安管理行为的，由公安机关依法给予治安管理处罚。

第八十三条 县级以上人民政府食品安全监督管理等部门发现单位或者个人违反食品安全法第一百二十条第一款规定，编造、散布虚假食品安全信息，涉嫌构成违反治安管理行为的，应当将相关情况通报同级公安机关。

第八十四条 县级以上人民政府食品安全监督管理部门及其工作人员违法向他人提供网络食品交易第三方平台提供者提供的信息的，依照食品安全法第一百四十五条的规定给予处分。

第八十五条 违反本条例规定，构成犯罪的，依法追究刑事责任。

第十章 附 则

第八十六条 本条例自2019年12月1日起施行。

餐饮服务食品安全操作规范

（国家市场监督管理总局于2018年7月20日发布了新修订的《餐饮服务食品安全操作规范》，并自2018年10月1日起施行）

1 总则

1.1为指导餐饮服务提供者按照食品安全法律、法规、规章、规范性文件要求，落实食品安全主体责任，规范餐饮经营行为，提升食品安全管理能力，保证餐饮食品安全，制定本规范。

1.2本规范适用于餐饮服务提供者包括餐饮服务经营者和单位食堂等主体的餐饮服务经营活动。

1.3鼓励和支持餐饮服务提供者采用先进的食品安全管理方法，建立餐饮服务食品安全管理体系，提高食品安全管理水平。

1.4鼓励餐饮服务提供者明示餐食的主要原料信息、餐食的数量或重量，开展"减油、减盐、减糖"行动，为消费者提供健康营养的餐食。

1.5鼓励餐饮服务提供者降低一次性餐饮具的使用量。

1.6鼓励餐饮服务提供者提示消费者开展光盘行动、减少浪费。

2 术语与定义

2.1原料

指供加工制作食品所用的一切可食用或者饮用的物质。

2.2半成品

指原料经初步或部分加工制作后，尚需进一步加工制作的食品，不包括贮存的已加工制作成成品的食品。

2.3成品

指已制成的可直接食用或饮用的食品。

2.4 餐饮服务场所

指与食品加工制作、供应直接或间接相关的区域，包括食品处理区、就餐区和辅助区。

2.5 食品处理区

指贮存、加工制作食品及清洗消毒保洁餐用具（包括餐饮具、容器、工具等）等的区域。根据清洁程度的不同，可分为清洁操作区、准清洁操作区、一般操作区。

2.6 清洁操作区

指为防止食品受到污染，清洁程度要求较高的加工制作区域，包括专间、专用操作区。

2.7 专间

指处理或短时间存放直接入口食品的专用加工制作间，包括冷食间、生食间、裱花间、中央厨房和集体用餐配送单位的分装或包装间等。

2.8 专用操作区

指处理或短时间存放直接入口食品的专用加工制作区域，包括现榨果蔬汁加工制作区、果蔬拼盘加工制作区、备餐区（指暂时放置、整理、分发成品的区域）等。

2.9 准清洁操作区

指清洁程度要求次于清洁操作区的加工制作区域，包括烹饪区、餐用具保洁区。

2.10 烹饪区

指对经过粗加工制作、切配的原料或半成品进行热加工制作的区域。

2.11 餐用具保洁区

指存放清洗消毒后的餐饮具和接触直接入口食品的容器、工具的区域。

2.12 一般操作区

指其他处理食品和餐用具的区域，包括粗加工制作区、切配区、餐用具清洗消毒区和食品库房等。

2.13 粗加工制作区

指对原料进行挑拣、整理、解冻、清洗、剔除不可食用部分等加工制作的区域。

2.14 切配区

指将粗加工制作后的原料,经过切割、称量、拼配等加工制作成为半成品的区域。

2.15 餐用具清洗消毒区

指清洗、消毒餐饮具和接触直接入口食品的容器、工具的区域。

2.16 就餐区

指供消费者就餐的区域。

2.17 辅助区

指办公室、更衣区、门厅、大堂休息厅、歌舞台、卫生间、非食品库房等非直接处理食品的区域。

2.18 中心温度

指块状食品或有容器存放的液态食品的中心部位的温度。

2.19 冷藏

指将原料、半成品、成品置于冰点以上较低温度下贮存的过程,冷藏环境温度的范围应在0℃~8℃。

2.20 冷冻

指将原料、半成品、成品置于冰点温度以下,以保持冰冻状态贮存的过程,冷冻温度的范围宜低于-12℃。

2.21 交叉污染

指食品、从业人员、工具、容器、设备、设施、环境之间生物性或化学性污染物的相互转移、扩散的过程。

2.22 分离

指通过在物品、设施、区域之间留有一定空间,而非通过设置物理阻断的方式进行隔离。

2.23 分隔

指通过设置物理阻断如墙壁、屏障、遮罩等方式进行隔离。

2.24 特定餐饮服务提供者

指学校（含托幼机构）食堂、养老机构食堂、医疗机构食堂、中央厨房、集体用餐配送单位、连锁餐饮企业等。

2.25 高危易腐食品

指蛋白质或碳水化合物含量较高〔通常酸碱度（pH）大于4.6且水分活度（Aw）大于0.85〕，常温下容易腐败变质的食品。

2.26 现榨果蔬汁

指以新鲜水果、蔬菜为原料，经压榨、粉碎等方法现场加工制作的供消费者直接饮用的果蔬汁饮品，不包括采用浓浆、浓缩汁、果蔬粉调配而成的饮料。

2.27 现磨谷物类饮品

指以谷类、豆类等谷物为原料，经粉碎、研磨、煮制等方法现场加工制作的供消费者直接饮用的谷物饮品。

3 通用要求

3.1 场所及设施设备

3.1.1 具有与经营的食品品种、数量相适应的场所、设施、设备，且布局合理。

3.1.2 定期维护食品加工、贮存等设施、设备；定期清洗、校验保温设施及冷藏、冷冻设施。

3.2 原料控制

3.2.1 制定并实施食品、食品添加剂及食品相关产品控制要求，不得采购不符合食品安全标准的食品、食品添加剂及食品相关产品。

3.2.2 加工制作用水的水质符合GB5749《生活饮用水卫生标准》规定。

3.3加工制作

3.3.1对原料采购至成品供应的全过程实施食品安全管理，并采取有效措施，避免交叉污染。

3.3.2从业人员具备食品安全和质量意识，加工制作行为符合食品安全法律法规要求。

4 建筑场所与布局

4.1选址与环境

4.1.1应选择与经营的餐食相适应的场所，保持该场所环境清洁。

4.1.2不得选择易受到污染的区域。应距离粪坑、污水池、暴露垃圾场（站）、旱厕等污染源25m以上，并位于粉尘、有害气体、放射性物质和其他扩散性污染源的影响范围外。

4.1.3宜选择地面干燥、有给排水条件和电力供应的区域。

4.2设计与布局

4.2.1食品处理区应设置在室内，并采取有效措施，防止食品在存放和加工制作过程中受到污染。

4.2.2按照原料进入、原料加工制作、半成品加工制作、成品供应的流程合理布局。

4.2.3分开设置原料通道及入口、成品通道及出口、使用后餐饮具的回收通道及入口。无法分设时，应在不同时段分别运送原料、成品、使用后的餐饮具，或者使用无污染的方式覆盖运送成品。

4.2.4设置独立隔间、区域或设施，存放清洁工具。专用于清洗清洁工具的区域或设施，其位置不会污染食品，并有明显的区分标识。

4.2.5食品处理区加工制作食品时，如使用燃煤或木炭等固体燃料，炉灶应为隔墙烧火的外扒灰式。

4.2.6饲养和宰杀畜禽等动物的区域，应位于餐饮服务场所外，并与餐饮服务场所保持适当距离。

4.3 建筑结构

建筑结构应采用适当的耐用材料建造，坚固耐用，易于维修、清洁或消毒，地面、墙面、门窗、天花板等建筑围护结构的设置应能避免有害生物侵入和栖息。

4.3.1 天花板

4.3.1.1 天花板的涂覆或装修材料无毒、无异味、不吸水、易清洁。天花板无裂缝、无破损，无霉斑、无灰尘积聚、无有害生物隐匿。

4.3.1.2 天花板宜距离地面2.5m以上。

4.3.1.3 食品处理区天花板的涂覆或装修材料耐高温、耐腐蚀。天花板与横梁或墙壁结合处宜有一定弧度。水蒸汽较多区域的天花板有适当坡度。清洁操作区、准清洁操作区及其他半成品、成品暴露区域的天花板平整。

4.3.2 墙壁

4.3.2.1 食品处理区墙壁的涂覆或铺设材料无毒、无异味、不透水。墙壁平滑、无裂缝、无破损，无霉斑、无积垢。

4.3.2.2 需经常冲洗的场所（包括粗加工制作、切配、烹饪和餐用具清洗消毒等场所，下同），应铺设1.5m以上、浅色、不吸水、易清洗的墙裙。各类专间的墙裙应铺设到墙顶。

4.3.3 门窗

4.3.3.1 食品处理区的门、窗闭合严密、无变形、无破损。与外界直接相通的门和可开启的窗，应设置易拆洗、不易生锈的防蝇纱网或空气幕。与外界直接相通的门能自动关闭。

4.3.3.2 需经常冲洗的场所及各类专间的门应坚固、不吸水、易清洗。

4.3.3.3 专间的门、窗闭合严密、无变形、无破损。专间的门能自动关闭。专间的窗户为封闭式（用于传递食品的除外）。专间内外运送食品的窗口应专用、可开闭，大小以可通过运送食品的容器为准。

4.3.4 地面

4.3.4.1 食品处理区地面的铺设材料应无毒、无异味、不透水、耐腐蚀。地面平整、无裂缝、无破损、无积水积垢。

4.3.4.2 清洁操作区不得设置明沟，地漏应能防止废弃物流入及浊气逸出。

4.3.4.3 就餐区不宜铺设地毯。如铺设地毯，应定期清洁，保持卫生。

5 设施设备

5.1 供水设施

5.1.1 食品加工制作用水的管道系统应引自生活饮用水主管道，与非饮用水（如冷却水、污水或废水等）的管道系统完全分离，不得有逆流或相互交接现象。

5.1.2 供水设施中使用的涉及饮用水卫生安全产品应符合国家相关规定。

5.2 排水设施

5.2.1 排水设施应通畅，便于清洁、维护。

5.2.2 需经常冲洗的场所和排水沟要有一定的排水坡度。排水沟内不得设置其他管路，侧面和底面接合处宜有一定弧度，并设有可拆卸的装置。

5.2.3 排水的流向宜由高清洁操作区流向低清洁操作区，并能防止污水逆流。

5.2.4 排水沟出口设有符合12.2.3条款要求的防止有害生物侵入的装置。

5.3 清洗消毒保洁设施

5.3.1 清洗、消毒、保洁设施设备应放置在专用区域，容量和数量应能满足加工制作和供餐需要。

5.3.2 食品工用具的清洗水池应与食品原料、清洁用具的清洗水池分开。采用化学消毒方法的，应设置接触直接入口食品的工用具的专用消毒水池。

5.3.3 各类水池应使用不透水材料（如不锈钢、陶瓷等）制成，不易积垢，易于清洁，并以明显标识标明其用途。

5.3.4 应设置存放消毒后餐用具的专用保洁设施，标识明显，易于清洁。

5.4 个人卫生设施和卫生间

5.4.1 洗手设施

5.4.1.1 食品处理区应设置足够数量的洗手设施，就餐区宜设置洗手设施。

5.4.1.2 洗手池应不透水，易清洁。

5.4.1.3 水龙头宜采用脚踏式、肘动式、感应式等非手触动式开关。宜设置热水器，提供温水。

5.4.1.4 洗手设施附近配备洗手液（皂）、消毒液、擦手纸、干手器等。从业人员专用洗手设施附近应有洗手方法标识。

5.4.1.5 洗手设施的排水设有防止逆流、有害生物侵入及臭味产生的装置。

5.4.2 卫生间

5.4.2.1 卫生间不得设置在食品处理区内。卫生间出入口不应直对食品处理区，不宜直对就餐区。卫生间与外界直接相通的门能自动关闭。

5.4.2.2 设置独立的排风装置，有照明；与外界直接相通的窗户设有易拆洗、不易生锈的防蝇纱网；墙壁、地面等的材料不吸水、不易积垢、易清洁；应设置冲水式便池，配备便刷。

5.4.2.3 应在出口附近设置洗手设施，洗手设施符合5.4.1条款要求。

5.4.2.4 排污管道与食品处理区排水管道分设，且设置有防臭气水封。排污口位于餐饮服务场所外。

5.4.3 更衣区

5.4.3.1 与食品处理区处于同一建筑物内，宜为独立隔间且位于食品处理区入口处。

5.4.3.2设有足够大的更衣空间、足够数量的更衣设施（如更衣柜、挂钩、衣架等）。

5.5 照明设施

5.5.1食品处理区应有充足的自然采光或人工照明设施，工作面的光照强度不得低于220lux，光源不得改变食品的感官颜色。其他场所的光照强度不宜低于110lux。

5.5.2安装在暴露食品正上方的照明灯应有防护装置，避免照明灯爆裂后污染食品。

5.5.3冷冻（藏）库应使用防爆灯。

5.6 通风排烟设施

5.6.1食品处理区（冷冻库、冷藏库除外）和就餐区应保持空气流通。专间应设立独立的空调设施。应定期清洁消毒空调及通风设施。

5.6.2产生油烟的设备上方，设置机械排风及油烟过滤装置，过滤器便于清洁、更换。

5.6.3产生大量蒸汽的设备上方，设置机械排风排汽装置，并做好凝结水的引泄。

5.6.4排气口设有易清洗、耐腐蚀并符合12.2.4条款要求的防止有害生物侵入的网罩。

5.7 库房及冷冻（藏）设施

5.7.1根据食品贮存条件，设置相应的食品库房或存放场所，必要时设置冷冻库、冷藏库。

5.7.2冷冻柜、冷藏柜有明显的区分标识。冷冻、冷藏柜（库）设有可正确显示内部温度的温度计，宜设置外显式温度计。

5.7.3库房应设有通风、防潮及防止有害生物侵入的装置。

5.7.4同一库房内贮存不同类别食品和非食品（如食品包装材料等），应分设存放区域，不同区域有明显的区分标识。

5.7.5库房内应设置足够数量的存放架，其结构及位置能使贮存的食品和物品离墙离地，距离地面应在10cm以上，距离墙壁宜在10cm以上。

5.7.6设有存放清洗消毒工具和洗涤剂、消毒剂等物品的独立隔间或区域。

5.8 加工制作设备设施

5.8.1根据加工制作食品的需要，配备相应的设施、设备、容器、工具等。不得将加工制作食品的设施、设备、容器、工具用于与加工制作食品无关的用途。

5.8.2设备的摆放位置，应便于操作、清洁、维护和减少交叉污染。固定安装的设备设施应安装牢固，与地面、墙壁无缝隙，或保留足够的清洁、维护空间。

5.8.3设备、容器和工具与食品的接触面应平滑、无凹陷或裂缝，内部角落部位避免有尖角，便于清洁，防止聚积食品碎屑、污垢等。

6 原料（含食品添加剂和食品相关产品）管理

6.1 原料采购

6.1.1选择的供货者应具有相关合法资质。

6.1.2特定餐饮服务提供者应建立供货者评价和退出机制，对供货者的食品安全状况等进行评价，将符合食品安全管理要求的列入供货者名录，及时更换不符合要求的供货者。鼓励其他餐饮服务提供者建立供货者评价和退出机制。

6.1.3特定餐饮服务提供者应自行或委托第三方机构定期对供货者食品安全状况进行现场评价。

6.1.4鼓励建立固定的供货渠道，与固定供货者签订供货协议，明确各自的食品安全责任和义务。鼓励根据每种原料的安全特性、风险高低及预期用途，确定对其供货者的管控力度。

6.2 原料运输

6.2.1运输前，对运输车辆或容器进行清洁，防止食品受到污染。运输过程中，做好防尘、防水，食品与非食品、不同类型的食品原料（动物性食品、植物性食品、水产品，下同）应分隔，食品包装完整、清洁，防止食品受到污染。

6.2.2 运输食品的温度、湿度应符合相关食品安全要求。

6.2.3 不得将食品与有毒有害物品混装运输，运输食品和运输有毒有害物品的车辆不得混用。

6.3 进货查验

6.3.1 随货证明文件查验

6.3.1.1 从食品生产者采购食品的，查验其食品生产许可证和产品合格证明文件等；采购食品添加剂、食品相关产品的，查验其营业执照和产品合格证明文件等。

6.3.1.2 从食品销售者（商场、超市、便利店等）采购食品的，查验其食品经营许可证等；采购食品添加剂、食品相关产品的，查验其营业执照等。

6.3.1.3 从食用农产品个体生产者直接采购食用农产品的，查验其有效身份证明。

6.3.1.4 从食用农产品生产企业和农民专业合作经济组织采购食用农产品的，查验其社会信用代码和产品合格证明文件。

6.3.1.5 从集中交易市场采购食用农产品的，索取并留存市场管理部门或经营者加盖公章（或负责人签字）的购货凭证。

6.3.1.6 采购畜禽肉类的，还应查验动物产品检疫合格证明；采购猪肉的，还应查验肉品品质检验合格证明。

6.3.1.7 实行统一配送经营方式的，可由企业总部统一查验供货者的相关资质证明及产品合格证明文件，留存每笔购物或送货凭证。各门店能及时查询、获取相关证明文件复印件或凭证。

6.3.1.8 采购食品、食品添加剂、食品相关产品的，应留存每笔购物或送货凭证。

6.3.2 入库查验和记录

6.3.2.1 外观查验

6.3.2.1.1 预包装食品的包装完整、清洁、无破损，标识与内容物一致。

6.3.2.1.2 冷冻食品无解冻后再次冷冻情形。

6.3.2.1.3 具有正常的感官性状。

6.3.2.1.4 食品标签标识符合相关要求。

6.3.2.1.5 食品在保质期内。

6.3.2.2 温度查验

6.3.2.2.1 查验期间，尽可能减少食品的温度变化。冷藏食品表面温度与标签标识的温度要求不得超过+3℃，冷冻食品表面温度不宜高于-9℃。

6.3.2.2.2 无具体要求且需冷冻或冷藏的食品，其温度可参考本规范附录M的相关温度要求。

6.4 原料贮存

6.4.1 分区、分架、分类、离墙、离地存放食品。

6.4.2 分隔或分离贮存不同类型的食品原料。

6.4.3 在散装食品（食用农产品除外）贮存位置，应标明食品的名称、生产日期或者生产批号、使用期限等内容，宜使用密闭容器贮存。

6.4.4 按照食品安全要求贮存原料。有明确的保存条件和保质期的，应按照保存条件和保质期贮存。保存条件、保质期不明确的及开封后的，应根据食品品种、加工制作方式、包装形式等针对性的确定适宜的保存条件（需冷藏冷冻的食品原料建议可参照附录M确定保存温度）和保存期限，并应建立严格的记录制度来保证不存放和使用超期食品或原料，防止食品腐败变质。

6.4.5 及时冷冻（藏）贮存采购的冷冻（藏）食品，减少食品的温度变化。

6.4.6 冷冻贮存食品前，宜分割食品，避免使用时反复解冻、冷冻。

6.4.7 冷冻（藏）贮存食品时，不宜堆积、挤压食品。

6.4.8 遵循先进、先出、先用的原则，使用食品原料、食品添加剂、食品相关产品。及时清理腐败变质等感官性状异常、超过保质期等的食品原料、食品添加剂、食品相关产品。

7 加工制作

7.1 加工制作基本要求

7.1.1 加工制作的食品品种、数量与场所、设施、设备等条件相匹配。

7.1.2 加工制作食品过程中，应采取下列措施，避免食品受到交叉污染：

a）不同类型的食品原料、不同存在形式的食品（原料、半成品、成品，下同）分开存放，其盛放容器和加工制作工具分类管理、分开使用，定位存放；

b）接触食品的容器和工具不得直接放置在地面上或者接触不洁物；

c）食品处理区内不得从事可能污染食品的活动；

d）不得在辅助区（如卫生间、更衣区等）内加工制作食品、清洗消毒餐饮具；

e）餐饮服务场所内不得饲养和宰杀禽、畜等动物。

7.1.3 加工制作食品过程中，不得存在下列行为：

a）使用非食品原料加工制作食品；

b）在食品中添加食品添加剂以外的化学物质和其他可能危害人体健康的物质；

c）使用回收食品作为原料，再次加工制作食品；

d）使用超过保质期的食品、食品添加剂；

e）超范围、超限量使用食品添加剂；

f）使用腐败变质、油脂酸败、霉变生虫、污秽不洁、混有异物、掺假掺杂或者感官性状异常的食品、食品添加剂；

g）使用被包装材料、容器、运输工具等污染的食品、食品添加剂；

h）使用无标签的预包装食品、食品添加剂；

i）使用国家为防病等特殊需要明令禁止经营的食品（如织纹螺等）；

j）在食品中添加药品（按照传统既是食品又是中药材的物质除外）；

k）法律法规禁止的其他加工制作行为。

7.1.4对国家法律法规明令禁止的食品及原料，应拒绝加工制作。

7.2加工制作区域的使用

7.2.1中央厨房和集体用餐配送单位的食品冷却、分装等应在专间内进行。

7.2.2下列食品的加工制作应在专间内进行：

a）生食类食品；

b）裱花蛋糕；

c）冷食类食品（7.2.3除外）。

7.2.3下列加工制作既可在专间也可在专用操作区内进行：

a）备餐；

b）现榨果蔬汁、果蔬拼盘等的加工制作；

c）仅加工制作植物性冷食类食品（不含非发酵豆制品）；对预包装食品进行拆封、装盘、调味等简单加工制作后即供应的；调制供消费者直接食用的调味料。

7.2.4学校（含托幼机构）食堂和养老机构食堂的备餐宜在专间内进行。

7.2.5各专间、专用操作区应有明显的标识，标明其用途。

7.3粗加工制作与切配

7.3.1冷冻（藏）食品出库后，应及时加工制作。冷冻食品原料不宜反复解冻、冷冻。

7.3.2宜使用冷藏解冻或冷水解冻方法进行解冻，解冻时合理防护，避免受到污染。使用微波解冻方法的，解冻后的食品原料应被立即加工制作。

7.3.3应缩短解冻后的高危易腐食品原料在常温下的存放时间，食品原料的表面温度不宜超过8℃。

7.3.4食品原料应洗净后使用。盛放或加工制作不同类型食品原料的工具和容器应分开使用。盛放或加工制作畜肉类原料、禽肉类原料及蛋类原料的工具和容器宜分开使用。

7.3.5使用禽蛋前，应清洗禽蛋的外壳，必要时消毒外壳。破蛋后应单独存放在暂存容器内，确认禽蛋未变质后再合并存放。

7.3.6应及时使用或冷冻（藏）贮存切配好的半成品。

7.4 成品加工制作

7.4.1专间内加工制作

7.4.1.1专间内温度不得高于25℃。

7.4.1.2每餐（或每次）使用专间前，应对专间空气进行消毒。消毒方法应遵循消毒设施使用说明书要求。使用紫外线灯消毒的，应在无人加工制作时开启紫外线灯30分钟以上并做好记录。

7.4.1.3由专人加工制作，非专间加工制作人员不得擅自进入专间。进入专间前，加工制作人员应更换专用的工作衣帽并佩戴口罩。加工制作人员在加工制作前应严格清洗消毒手部，加工制作过程中适时清洗消毒手部。

7.4.1.4应使用专用的工具、容器、设备，使用前使用专用清洗消毒设施进行清洗消毒并保持清洁。

7.4.1.5及时关闭专间的门和食品传递窗口。

7.4.1.6蔬菜、水果、生食的海产品等食品原料应清洗处理干净后，方可传递进专间。预包装食品和一次性餐饮具应去除外层包装并保持最小包装清洁后，方可传递进专间。

7.4.1.7在专用冷冻或冷藏设备中存放食品时，宜将食品放置在密闭容器内或使用保鲜膜等进行无污染覆盖。

7.4.1.8加工制作生食海产品，应在专间外剔除海产品的非食用部分，并将其洗净后，方可传递进专间。加工制作时，应避免海产品可食用部分受到污染。加工制作后，应将海产品放置在密闭容器内冷藏保存，或放置在食用冰中保存并用保鲜膜分隔。放置在食用冰中保存的，加工制作后至食用前的间隔时间不得超过1小时。

7.4.1.9加工制作裱花蛋糕，裱浆和经清洗消毒的新鲜水果应当天加工制作、当天使用。蛋糕胚应存放在专用冷冻或冷藏设备中。打发好的奶油应尽快使用完毕。

7.4.1.10加工制作好的成品宜当餐供应。

7.4.1.11不得在专间内从事非清洁操作区的加工制作活动。

7.4.2专用操作区内加工制作

7.4.2.1由专人加工制作。加工制作人员应穿戴专用的工作衣帽并佩戴口罩。加工制作人员在加工制作前应严格清洗消毒手部，加工制作过程中适时清洗消毒手部。

7.4.2.2应使用专用的工具、容器、设备，使用前进行消毒，使用后洗净并保持清洁。

7.4.2.3在专用冷冻或冷藏设备中存放食品时，宜将食品放置在密闭容器内或使用保鲜膜等进行无污染覆盖。

7.4.2.4加工制作的水果、蔬菜等，应清洗干净后方可使用。

7.4.2.5加工制作好的成品应当餐供应。

7.4.2.6现调、冲泡、分装饮品可不在专用操作区内进行。

7.4.2.7不得在专用操作区内从事非专用操作区的加工制作活动。

7.4.3烹饪区内加工制作

7.4.3.1一般要求

7.4.3.1.1烹饪食品的温度和时间应能保证食品安全。

7.4.3.1.2需要烧熟煮透的食品，加工制作时食品的中心温度应达到70℃以上。对特殊加工制作工艺，中心温度低于70℃的食品，餐饮服务提供者应严格控制原料质量安全状态，确保经过特殊加工制作工艺制作成品的食品安全。鼓励餐饮服务提供者在售卖时按照本规范相关要求进行消费提示。

7.4.3.1.3盛放调味料的容器应保持清洁，使用后加盖存放，宜标注预包装调味料标签上标注的生产日期、保质期等内容及开封日期。

7.4.3.1.4宜采用有效的设备或方法，避免或减少食品在烹饪过程中产生有害物质。

7.4.3.2油炸类食品

7.4.3.2.1选择热稳定性好、适合油炸的食用油脂。

7.4.3.2.2与炸油直接接触的设备、工具内表面应为耐腐蚀、耐高温的材质（如不锈钢等），易清洁、维护。

7.4.3.2.3油炸食品前，应尽可能减少食品表面的多余水分。油炸食品时，油温不宜超过190℃。油量不足时，应及时添加新油。定期过滤在用油，去除食物残渣。鼓励使用快速检测方法定时测试在用油的酸价、极性组分等指标。定期拆卸油炸设备，进行清洁维护。

7.4.3.3烧烤类食品

7.4.3.3.1烧烤场所应具有良好的排烟系统。

7.4.3.3.2烤制食品的温度和时间应能使食品被烤熟。

7.4.3.3.3烤制食品时，应避免食品直接接触火焰或烤制温度过高，减少有害物质产生。

7.4.3.4火锅类食品

7.4.3.4.1不得重复使用火锅底料。

7.4.3.4.2使用醇基燃料（如酒精等）时，应在没有明火的情况下添加燃料。使用炭火或煤气时，应通风良好，防止一氧化碳中毒。

7.4.3.5糕点类食品

7.4.3.5.1使用烘焙包装用纸时，应考虑颜色可能对产品的迁移，并控制有害物质的迁移量，不应使用有荧光增白剂的烘烤纸。

7.4.3.5.2 使用自制蛋液的，应冷藏保存蛋液，防止蛋液变质。

7.4.3.6 自制饮品

7.4.3.6.1 加工制作现榨果蔬汁、食用冰等的用水，应为预包装饮用水、使用符合相关规定的水净化设备或设施处理后的直饮水、煮沸冷却后的生活饮用水。

7.4.3.6.2 自制饮品所用的原料乳，宜为预包装乳制品。

7.4.3.6.3 煮沸生豆浆时，应将上涌泡沫除净，煮沸后保持沸腾状态 5 分钟以上。

7.5 食品添加剂使用

7.5.1 使用食品添加剂的，应在技术上确有必要，并在达到预期效果的前提下尽可能降低使用量。

7.5.2 按照 GB2760《食品安全国家标准 食品添加剂使用标准》规定的食品添加剂品种、使用范围、使用量，使用食品添加剂。不得采购、贮存、使用亚硝酸盐（包括亚硝酸钠、亚硝酸钾）。

7.5.3 专柜（位）存放食品添加剂，并标注"食品添加剂"字样。使用容器盛放拆包后的食品添加剂的，应在盛放容器上标明食品添加剂名称，并保留原包装。

7.5.4 应专册记录使用的食品添加剂名称、生产日期或批号、添加的食品品种、添加量、添加时间、操作人员等信息，GB2760《食品安全国家标准 食品添加剂使用标准》规定按生产需要适量使用的食品添加剂除外。使用有 GB2760《食品安全国家标准 食品添加剂使用标准》"最大使用量"规定的食品添加剂，应精准称量使用。

7.6 食品相关产品使用

7.6.1 各类工具和容器应有明显的区分标识，可使用颜色、材料、形状、文字等方式进行区分。

7.6.2 工具、容器和设备，宜使用不锈钢材料，不宜使用木质材料。必须使用木质材料时，应避免对食品造成污染。盛放热食类食品的容器不宜使用塑料材料。

7.6.3 添加邻苯二甲酸酯类物质制成的塑料制品不得盛装、接触油脂类食品和乙醇含量高于20%的食品。

7.6.4 不得重复使用一次性用品。

7.7 高危易腐食品冷却

7.7.1 需要冷冻（藏）的熟制半成品或成品，应在熟制后立即冷却。

7.7.2 应在清洁操作区内进行熟制成品的冷却，并在盛放容器上标注加工制作时间等。

7.7.3 冷却时，可采用将食品切成小块、搅拌、冷水浴等措施或者使用专用速冷设备，使食品的中心温度在2小时内从60℃降至21℃，再经2小时或更短时间降至8℃。

7.8 食品再加热

7.8.1 高危易腐食品熟制后，在8℃~60℃条件下存放2小时以上且未发生感官性状变化的，食用前应进行再加热。

7.8.2 再加热时，食品的中心温度应达到70℃以上。

7.9 食品留样

7.9.1 学校（含托幼机构）食堂、养老机构食堂、医疗机构食堂、中央厨房、集体用餐配送单位、建筑工地食堂（供餐人数超过100人）和餐饮服务提供者（集体聚餐人数超过100人或为重大活动供餐），每餐次的食品成品应留样。其他餐饮服务提供者宜根据供餐对象、供餐人数、食品品种、食品安全控制能力和有关规定，进行食品成品留样。

7.9.2 应将留样食品按照品种分别盛放于清洗消毒后的专用密闭容器内，在专用冷藏设备中冷藏存放48小时以上。每个品种的留样量应能满足检验检测需要，且不少于125g。

7.9.3 在盛放留样食品的容器上应标注留样食品名称、留样时间（月、日、时），或者标注与留样记录相对应的标识。

7.9.4 应由专人管理留样食品、记录留样情况，记录内容包括留样食品名称、留样时间（月、日、时）、留样人员等。

8 供餐、用餐与配送

8.1 供餐

8.1.1 分派菜肴、整理造型的工具使用前应清洗消毒。

8.1.2 加工制作围边、盘花等的材料应符合食品安全要求，使用前应清洗消毒。

8.1.3 在烹饪后至食用前需要较长时间（超过2小时）存放的高危易腐食品，应在高于60℃或低于8℃的条件下存放。在8℃~60℃条件下存放超过2小时，且未发生感官性状变化的，应按本规范要求再加热后方可供餐。

8.1.4 宜按照标签标注的温度等条件，供应预包装食品。食品的温度不得超过标签标注的温度+3℃。

8.1.5 供餐过程中，应对食品采取有效防护措施，避免食品受到污染。使用传递设施（如升降笼、食梯、滑道等）的，应保持传递设施清洁。

8.1.6 供餐过程中，应使用清洁的托盘等工具，避免从业人员的手部直接接触食品（预包装食品除外）。

8.2 用餐服务

8.2.1 垫纸、垫布、餐具托、口布等与餐饮具直接接触的物品应一客一换。撤换下的物品，应及时清洗消毒（一次性用品除外）。

8.2.2 消费者就餐时，就餐区应避免从事引起扬尘的活动（如扫地、施工等）。

8.3 食品配送

8.3.1 一般要求

8.3.1.1 不得将食品与有毒有害物品混装配送。

8.3.1.2 应使用专用的密闭容器和车辆配送食品，容器的内部结构应便于清洁。

8.3.1.3 配送前，应清洁运输车辆的车厢和配送容器，盛放成品的容器还应经过消毒。

8.3.1.4配送过程中，食品与非食品、不同存在形式的食品应使用容器或独立包装等分隔，盛放容器和包装应严密，防止食品受到污染。

8.3.1.5食品的温度和配送时间应符合食品安全要求。

8.3.2中央厨房的食品配送

8.3.2.1食品应有包装或使用密闭容器盛放。容器材料应符合食品安全国家标准或有关规定。

8.3.2.2包装或容器上应标注中央厨房的名称、地址、许可证号、联系方式，以及食品名称、加工制作时间、保存条件、保存期限、加工制作要求等。

8.3.2.3高危易腐食品应采用冷冻（藏）方式配送。

8.3.3集体用餐配送单位的食品配送

8.3.3.1食品应使用密闭容器盛放。容器材料应符合食品安全国家标准或有关规定。

8.3.3.2容器上应标注食用时限和食用方法。

8.3.3.3从烧熟至食用的间隔时间（食用时限）应符合以下要求：

a）烧熟后2小时，食品的中心温度保持在60℃以上（热藏）的，其食用时限为烧熟后4小时；

b）烧熟后按照本规范高危易腐食品冷却要求，将食品的中心温度降至8℃并冷藏保存的，其食用时限为烧熟后24小时。供餐前应按本规范要求对食品进行再加热。

8.3.4餐饮外卖

8.3.4.1送餐人员应保持个人卫生。外卖箱（包）应保持清洁，并定期消毒。

8.3.4.2使用符合食品安全规定的容器、包装材料盛放食品，避免食品受到污染。

8.3.4.3配送高危易腐食品应冷藏配送，并与热食类食品分开存放。

8.3.4.4 从烧熟至食用的间隔时间（食用时限）应符合以下要求：烧熟后2小时，食品的中心温度保持在60℃以上（热藏）的，其食用时限为烧熟后4小时。

8.3.4.5 宜在食品盛放容器或者包装上，标注食品加工制作时间和食用时限，并提醒消费者收到后尽快食用。

8.3.4.6 宜对食品盛放容器或者包装进行封签。

8.3.5 使用一次性容器、餐饮具的，应选用符合食品安全要求的材料制成的容器、餐饮具，宜采用可降解材料制成的容器、餐饮具。

9 检验检测

9.1 检验检测计划

9.1.1 中央厨房和集体用餐配送单位应制定检验检测计划，定期对大宗食品原料、加工制作环境等自行或委托具有资质的第三方机构进行检验检测。其他的特定餐饮服务提供者宜定期开展食品检验检测。

9.1.2 鼓励其他餐饮服务提供者定期进行食品检验检测。

9.2 检验检测项目和人员

9.2.1 可根据自身的食品安全风险分析结果，确定检验检测项目，如农药残留、兽药残留、致病性微生物、餐用具清洗消毒效果等。

9.2.2 检验检测人员应经过培训与考核。

10 清洗消毒

10.1 餐用具清洗消毒

10.1.1 餐用具使用后应及时洗净，餐饮具、盛放或接触直接入口食品的容器和工具使用前应消毒。

10.1.2 清洗消毒方法参照《推荐的餐用具清洗消毒方法》（见附录J）。宜采用蒸汽等物理方法消毒，因材料、大小等原因无法采用的除外。

10.1.3餐用具消毒设备（如自动消毒碗柜等）应连接电源，正常运转。定期检查餐用具消毒设备或设施的运行状态。采用化学消毒的，消毒液应现用现配，并定时测量消毒液的消毒浓度。

10.1.4从业人员佩戴手套清洗消毒餐用具的，接触消毒后的餐用具前应更换手套。手套宜用颜色区分。

10.1.5消毒后的餐饮具、盛放或接触直接入口食品的容器和工具，应符合GB14934《食品安全国家标准消毒餐（饮）具》的规定。

10.1.6宜沥干、烘干清洗消毒后的餐用具。使用抹布擦干的，抹布应专用，并经清洗消毒后方可使用。

10.1.7不得重复使用一次性餐饮具。

10.2 餐用具保洁

10.2.1消毒后的餐饮具、盛放或接触直接入口食品的容器和工具，应定位存放在专用的密闭保洁设施内，保持清洁。

10.2.2保洁设施应正常运转，有明显的区分标识。

10.2.3定期清洁保洁设施，防止清洗消毒后的餐用具受到污染。

10.3 洗涤剂消毒剂

10.3.1使用的洗涤剂、消毒剂应分别符合GB14930.1《食品安全国家标准 洗涤剂》和GB14930.2《食品安全国家标准 消毒剂》等食品安全国家标准和有关规定。

10.3.2严格按照洗涤剂、消毒剂的使用说明进行操作。

11　废弃物管理

11.1 废弃物存放容器与设施

11.1.1食品处理区内可能产生废弃物的区域，应设置废弃物存放容器。废弃物存放容器与食品加工制作容器应有明显的区分标识。

11.1.2废弃物存放容器应配有盖子，防止有害生物侵入、不良气味或污水溢出，防止污染食品、水源、地面、食品接触面（包括接触食品的工作台面、工具、容器、包装材料等）。废弃物存放容器的内壁光滑，易于清洁。

11.1.3在餐饮服务场所外适宜地点，宜设置结构密闭的废弃物临时集中存放设施。

11.2 废弃物处置

11.2.1餐厨废弃物应分类放置、及时清理，不得溢出存放容器。餐厨废弃物的存放容器应及时清洁，必要时进行消毒。

11.2.2应索取并留存餐厨废弃物收运者的资质证明复印件（需加盖收运者公章或由收运者签字），并与其签订收运合同，明确各自的食品安全责任和义务。

11.2.3应建立餐厨废弃物处置台账，详细记录餐厨废弃物的处置时间、种类、数量、收运者等信息。

12 有害生物防制

12.1 基本要求

12.1.1有害生物防制应遵循物理防治（粘鼠板、灭蝇灯等）优先，化学防治（滞留喷洒等）有条件使用的原则，保障食品安全和人身安全。

12.1.2餐饮服务场所的墙壁、地板无缝隙，天花板修葺完整。所有管道（供水、排水、供热、燃气、空调等）与外界或天花板连接处应封闭，所有管、线穿越而产生的孔洞，选用水泥、不锈钢隔板、钢丝封堵材料、防火泥等封堵，孔洞填充牢固，无缝隙。使用水封式地漏。

12.1.3所有线槽、配电箱（柜）封闭良好。

12.1.4人员、货物进出通道应设有防鼠板，门的缝隙应小于6mm。

12.2 设施设备的使用与维护

12.2.1 灭蝇灯

12.2.1.1食品处理区、就餐区宜安装粘捕式灭蝇灯。使用电击式灭蝇灯的，灭蝇灯不得悬挂在食品加工制作或贮存区域的上方，防止电击后的虫害碎屑污染食品。

12.2.1.2 应根据餐饮服务场所的布局、面积及灭蝇灯使用技术要求，确定灭蝇灯的安装位置和数量。

12.2.2 鼠类诱捕设施

12.2.2.1 餐饮服务场所内应使用粘鼠板、捕鼠笼、机械式捕鼠器等装置，不得使用杀鼠剂。

12.2.2.2 餐饮服务场所外可使用抗干预型鼠饵站，鼠饵站和鼠饵必须固定安装。

12.2.3 排水管道出水口

排水管道出水口安装的箅子宜使用金属材料制成，箅子缝隙间距或网眼应小于10mm。

12.2.4 通风口

与外界直接相通的通风口、换气窗外，应加装不小于16目的防虫筛网。

12.2.5 防蝇帘及风幕机

12.2.5.1 使用防蝇胶帘的，防蝇胶帘应覆盖整个门框，底部离地距离小于2cm，相邻胶帘条的重叠部分不少于2cm。

12.2.5.2 使用风幕机的，风幕应完整覆盖出入通道。

12.3 防制过程要求

12.3.1 收取货物时，应检查运输工具和货物包装是否有有害生物活动迹象（如鼠粪、鼠咬痕等鼠迹，蟑尸、蟑粪、卵鞘等蟑迹），防止有害生物入侵。

12.3.2 定期检查食品库房或食品贮存区域、固定设施设备背面及其他阴暗、潮湿区域是否存在有害生物活动迹象。发现有害生物，应尽快将其杀灭，并查找和消除其来源途径。

12.3.3 防制过程中应采取有效措施，防止食品、食品接触面及包装材料等受到污染。

12.4 卫生杀虫剂和杀鼠剂的管理

12.4.1 卫生杀虫剂和杀鼠剂的选择

12.4.1.1 选择的卫生杀虫剂和杀鼠剂，应标签信息齐全（农药登记证、农药生产许可证、农药标准）并在有效期内。不得将不同的卫生杀虫剂制剂混配。

12.4.1.2 鼓励使用低毒或微毒的卫生杀虫剂和杀鼠剂。

12.4.2 卫生杀虫剂和杀鼠剂的使用要求

12.4.2.1 使用卫生杀虫剂和杀鼠剂的人员应经过有害生物防制专业培训。

12.4.2.2 应针对不同的作业环境，选择适宜的种类和剂型，并严格根据卫生杀虫剂和杀鼠剂的技术要求确定使用剂量和位置，设置警示标识。

12.4.3 卫生杀虫剂和杀鼠剂的存放要求

不得在食品处理区和就餐场所存放卫生杀虫剂和杀鼠剂产品。应设置单独、固定的卫生杀虫剂和杀鼠剂产品存放场所，存放场所具备防火防盗通风条件，由专人负责。

13 食品安全管理

13.1 设立食品安全管理机构和配备人员

13.1.1 餐饮服务企业应配备专职或兼职食品安全管理人员，宜设立食品安全管理机构。

13.1.2 中央厨房、集体用餐配送单位、连锁餐饮企业总部、网络餐饮服务第三方平台提供者应设立食品安全管理机构，配备专职食品安全管理人员。

13.1.3 其他特定餐饮服务提供者应配备专职食品安全管理人员，宜设立食品安全管理机构。

13.1.4 食品安全管理人员应按规定参加食品安全培训。

13.2 食品安全管理基本内容

13.2.1 餐饮服务企业应建立健全食品安全管理制度，明确各岗位的食品安全责任，强化过程管理。

13.2.2根据《餐饮服务预防食物中毒注意事项》（见附录 G）和经营实际，确定高风险的食品品种和加工制作环节，实施食品安全风险重点防控。特定餐饮服务提供者应制定加工操作规程，其他餐饮服务提供者宜制定加工操作规程。

13.2.3制订从业人员健康检查、食品安全培训考核及食品安全自查等计划。

13.2.4落实各项食品安全管理制度、加工操作规程。

13.2.5定期开展从业人员健康检查、食品安全培训考核及食品安全自查，及时消除食品安全隐患。

13.2.6依法处置不合格食品、食品添加剂、食品相关产品。

13.2.7依法报告、处置食品安全事故。

13.2.8建立健全食品安全管理档案。

13.2.9配合市场监督管理部门开展监督检查。

13.2.10食品安全法律、法规、规章、规范性文件和食品安全标准规定的其他要求。

13.3食品安全管理制度

13.3.1餐饮服务企业应建立从业人员健康管理制度、食品安全自查制度、食品进货查验记录制度、原料控制要求、过程控制要求、食品安全事故处置方案等。

13.3.2宜根据自身业态、经营项目、供餐对象、供餐数量等，建立如下食品安全管理制度：

a）食品安全管理人员制度；

b）从业人员培训考核制度；

c）场所及设施设备（如卫生间、空调及通风设施、制冰机等）定期清洗消毒、维护、校验制度；

d）食品添加剂使用制度；

e）餐厨废弃物处置制度；

f）有害生物防制制度。

13.3.3定期修订完善各项食品安全管理制度，及时对从业人员进行培训考核，并督促其落实。

13.4食品安全自查

13.4.1结合经营实际，全面分析经营过程中的食品安全危害因素和风险点，确定食品安全自查项目和要求，建立自查清单，制定自查计划。

13.4.2根据食品安全法律法规和本规范，自行或者委托第三方专业机构开展食品安全自查，及时发现并消除食品安全隐患，防止发生食品安全事故。

13.4.3食品安全自查包括制度自查、定期自查和专项自查。

13.4.3.1制度自查

对食品安全制度的适用性，每年至少开展一次自查。在国家食品安全法律、法规、规章、规范性文件和食品安全国家标准发生变化时，及时开展制度自查和修订。

13.4.3.2定期自查

特定餐饮服务提供者对其经营过程，应每周至少开展一次自查；其他餐饮服务提供者对其经营过程，应每月至少开展一次自查。定期自查的内容，应根据食品安全法律、法规、规章和本规范确定。

13.4.3.3专项自查

获知食品安全风险信息后，应立即开展专项自查。专项自查的重点内容应根据食品安全风险信息确定。

13.4.3.4对自查中发现的问题食品，应立即停止使用，存放在加贴醒目、牢固标识的专门区域，避免被误用，并采取退货、销毁等处理措施。对自查中发现的其他食品安全风险，应根据具体情况采取有效措施，防止对消费者造成伤害。

13.5投诉处置

13.5.1对消费者提出的投诉，应立即核实，妥善处理，留存记录。

13.5.2接到消费者投诉食品感官性状异常时，应及时核实。经核实确有异常的，应及时撤换，告知备餐人员做出相应处理，并对同类食品进行检查。

13.5.3在就餐区公布投诉举报电话。

13.6食品安全事故处置

13.6.1发生食品安全事故的，应立即采取措施，防止事故扩大。

13.6.2发现其经营的食品属于不安全食品的，应立即停止经营，采取公告或通知的方式告知消费者停止食用、相关供货者停止生产经营。

13.6.3发现有食品安全事故潜在风险，及发生食品安全事故的，应按规定报告。

13.7公示

13.7.1将食品经营许可证、餐饮服务食品安全等级标识、日常监督检查结果记录表等公示在就餐区醒目位置。

13.7.2网络餐饮服务第三方平台提供者和入网餐饮服务提供者应在网上公示餐饮服务提供者的名称、地址、餐饮服务食品安全等级信息、食品经营许可证。

13.7.3入网餐饮服务提供者应在网上公示菜品名称和主要原料名称。

13.7.4宜在食谱上或食品盛取区、展示区，公示食品的主要原料及其来源、加工制作中添加的食品添加剂等。

13.7.5宜采用"明厨亮灶"方式，公开加工制作过程。

13.8场所清洁

13.8.1食品处理区清洁

13.8.1.1定期清洁食品处理区设施、设备。

13.8.1.2保持地面无垃圾、无积水、无油渍，墙壁和门窗无污渍、无灰尘，天花板无霉斑、无灰尘。

13.8.2就餐区清洁

13.8.2.1定期清洁就餐区的空调、排风扇、地毯等设施或物品，保持空调、排风扇洁净，地毯无污渍。

13.8.2.2营业期间，应开启包间等就餐场所的排风装置，包间内无异味。

13.8.3 卫生间清洁

13.8.3.1定时清洁卫生间的设施、设备，并做好记录和展示。

13.8.3.2保持卫生间地面、洗手池及台面无积水、无污物、无垃圾，便池内外无污物、无积垢、冲水良好，卫生纸充足。

13.8.3.3营业期间，应开启卫生间的排风装置，卫生间内无异味。

14 人员要求

14.1健康管理

14.1.1从事接触直接入口食品工作（清洁操作区内的加工制作及切菜、配菜、烹饪、传菜、餐饮具清洗消毒）的从业人员（包括新参加和临时参加工作的从业人员，下同）应取得健康证明后方可上岗，并每年进行健康检查取得健康证明，必要时应进行临时健康检查。

14.1.2食品安全管理人员应每天对从业人员上岗前的健康状况进行检查。患有发热、腹泻、咽部炎症等病症及皮肤有伤口或感染的从业人员，应主动向食品安全管理人员等报告，暂停从事接触直接入口食品的工作，必要时进行临时健康检查，待查明原因并将有碍食品安全的疾病治愈后方可重新上岗。

14.1.3手部有伤口的从业人员，使用的创可贴宜颜色鲜明，并及时更换。佩戴一次性手套后，可从事非接触直接入口食品的工作。

14.1.4患有霍乱、细菌性和阿米巴性痢疾、伤寒和副伤寒、病毒性肝炎（甲型、戊型）、活动性肺结核、化脓性或者渗出性皮肤病等国务院卫生行政部门规定的有碍食品安全疾病的人员，不得从事接触直接入口食品的工作。

14.2培训考核

餐饮服务企业应每年对其从业人员进行一次食品安全培训考核，特定餐饮服务提供者应每半年对其从业人员进行一次食品安全培训考核。

14.2.1培训考核内容为有关餐饮食品安全的法律法规知识、基础知识及本单位的食品安全管理制度、加工制作规程等。

14.2.2培训可采用专题讲座、实际操作、现场演示等方式。考核可采用询问、观察实际操作、答题等方式。

14.2.3对培训考核及时评估效果、完善内容、改进方式。

14.2.4从业人员应在食品安全培训考核合格后方可上岗。

14.3人员卫生

14.3.1个人卫生

14.3.1.1从业人员应保持良好的个人卫生。

14.3.1.2从业人员不得留长指甲、涂指甲油。工作时，应穿清洁的工作服，不得披散头发，佩戴的手表、手镯、手链、手串、戒指、耳环等饰物不得外露。

14.3.1.3食品处理区内的从业人员不宜化妆，应戴清洁的工作帽，工作帽应能将头发全部遮盖住。

14.3.1.4进入食品处理区的非加工制作人员，应符合从业人员卫生要求。

14.3.2口罩和手套

14.3.2.1专间的从业人员应佩戴清洁的口罩。

14.3.2.2专用操作区内从事下列活动的从业人员应佩戴清洁的口罩：

a）现榨果蔬汁加工制作；

b）果蔬拼盘加工制作；

c）加工制作植物性冷食类食品（不含非发酵豆制品）；

d）对预包装食品进行拆封、装盘、调味等简单加工制作后即供应的；

e）调制供消费者直接食用的调味料；

f）备餐。

14.3.2.3专用操作区内从事其他加工制作的从业人员，宜佩戴清洁的口罩。

14.3.2.4其他接触直接入口食品的从业人员，宜佩戴清洁的口罩。

14.3.2.5如佩戴手套，佩戴前应对手部进行清洗消毒。手套应清洁、无破损，符合食品安全要求。手套使用过程中，应定时更换手套，出现14.4.2条款要求的重新洗手消毒的情形时，应在重新洗手消毒后更换手套。手套应存放在清洁卫生的位置，避免受到污染。

14.4 手部清洗消毒

14.4.1从业人员在加工制作食品前，应洗净手部，手部清洗宜符合《餐饮服务从业人员洗手消毒方法》（见附录I）。

14.4.2加工制作过程中，应保持手部清洁。出现下列情形时，应重新洗净手部：

a）加工制作不同存在形式的食品前；

b）清理环境卫生、接触化学物品或不洁物品（落地的食品、受到污染的工具容器和设备、餐厨废弃物、钱币、手机等）后；

c）咳嗽、打喷嚏及擤鼻涕后。

14.4.3使用卫生间、用餐、饮水、吸烟等可能会污染手部的活动后，应重新洗净手部。

14.4.4加工制作不同类型的食品原料前，宜重新洗净手部。

14.4.5从事接触直接入口食品工作的从业人员，加工制作食品前应洗净手部并进行手部消毒，手部清洗消毒应符合《餐饮服务从业人员洗手消毒方法》（见附录I）。加工制作过程中，应保持手部清洁。出现下列情形时，应重新洗净手部并消毒：

a）接触非直接入口食品后；

b）触摸头发、耳朵、鼻子、面部、口腔或身体其他部位后；

c）14.4.2条款要求的应重新洗净手部的情形。

14.5 工作服

14.5.1 工作服宜为白色或浅色，应定点存放，定期清洗更换。从事接触直接入口食品工作的从业人员，其工作服宜每天清洗更换。

14.5.2 食品处理区内加工制作食品的从业人员使用卫生间前，应更换工作服。

14.5.3 工作服受到污染后，应及时更换。

14.5.4 待清洗的工作服不得存放在食品处理区。

14.5.5 清洁操作区与其他操作区从业人员的工作服应有明显的颜色或标识区分。

14.5.6 专间内从业人员离开专间时，应脱去专间专用工作服。

15 文件和记录

15.1 记录内容

15.1.1 根据食品安全法律、法规、规章和本规范要求，结合经营实际，如实记录有关信息。

15.1.1.1 应记录以下信息：从业人员培训考核、进货查验、原料出库、食品安全自查、食品召回、消费者投诉处置、餐厨废弃物处置、卫生间清洁等。存在食品添加剂采购与使用、检验检测等行为时，也应记录相关信息。

15.1.1.2 餐饮服务企业应如实记录采购的食品、食品添加剂、食品相关产品的名称、规格、数量、生产日期或者生产批号、保质期、进货日期以及供货者名称、地址、联系方式等内容，并保存相关记录。宜采用电子方式记录和保存相关内容。

15.1.1.3 特定餐饮服务提供者还应记录以下信息：食品留样、设施设备清洗维护校验、卫生杀虫剂和杀鼠剂的使用。

15.1.1.4 实行统一配送经营方式的，各门店也应建立并保存收货记录。

15.1.2 制定各项记录表格，表格的项目齐全，可操作。填写的表格清晰完整，由执行操作人员和内部检查人员签字。

15.1.3 各岗位负责人应督促执行操作人员按要求填写记录表格，定期检查记录内容。食品安全管理人员应每周检查所有记录表格，发现异常情况时，立即督促有关人员采取整改措施。

15.2 记录保存时限

15.2.1 进货查验记录和相关凭证的保存期限不得少于产品保质期满后6个月；没有明确保质期的，保存期限不得少于2年。其他各项记录保存期限宜为2年。

15.2.2 网络餐饮服务第三方平台提供者和自建网站餐饮服务提供者应如实记录网络订餐的订单信息，包括食品的名称、下单时间、送餐人员、送达时间以及收货地址，信息保存时间不得少于6个月。

15.3 文件管理

特定餐饮服务提供者宜制定文件管理要求，对文件进行有效管理，确保所使用的文件均为有效版本。

16 其他

16.1 燃料管理

16.1.1 尽量采购使用乙醇作为菜品（如火锅等）加热燃料。使用甲醇、丙醇等作燃料，应加入颜色进行警示，并严格管理，防止作为白酒误饮。

16.1.2 应严格选择燃料供货者。应制定火灾防控制度和应急预案，明确防火职责，定期组织检查，定期检测设备，及时更换存在安全隐患的老旧设备。宜安装有效的通风及报警设备。

16.1.3 应加强从业人员培训，使其能正确使用煤气、液化气、电等加热设备，防止漏气、漏电；安全进行燃料更换（木炭、醇基燃料等），防止烫伤。

16.2消费提示

16.2.1鼓励对特殊加工制作方式（如煎制牛排、制作白切鸡、烹制禽蛋、自行烹饪火锅或烧烤等）及外卖、外带食品等进行消费提示。

16.2.2可采用口头或书面等方式进行消费提示。

16.3健康促进

16.3.1鼓励实行科学营养配餐，对就餐人群进行健康营养知识宣传，更新饮食观念。

16.3.2鼓励对成品的口味（甜、咸、油、辣等）进行差异化标示。

附录A

餐饮服务场所相关名词关系图
（资料性附录）

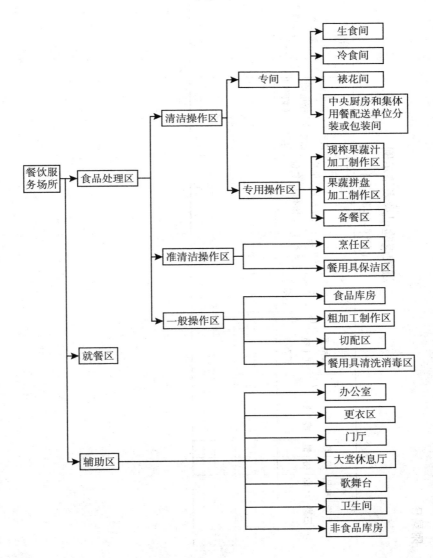

附录 B

进货查验记录表格示例

（资料性附录）

序号	进货日期	产品名称	规格	数量	生产批号或日期	生产者		供货者		随货证明文件查验				入库检查		自检或委检情况	记录人	备注
						地址及联系方式（电话等）		地址及联系方式（电话等）	许可证（如有）	营业执照（如有）	购货凭证	该批产品检验报告	其他合格证明（如有）	外观检查	温度检查（如需）			

附录C

食品留样记录表格示例
（资料性附录）

序号	留样食品名称	留样时间 （*月*日*时*分）	留样量（g）	保存条件	留样保存至 （*月*日*时*分）	订餐单位	送餐时间	留样人

附录 D

食品添加剂使用记录表格示例

（资料性附录）

序号	使用日期	食品添加剂名称	生产者	生产日期	使用量（g）	功能（用途）	制作食品名称	制作食品量	使用人	备注

附录E

废弃物处置记录表格示例
（资料性附录）

日期	废弃物种类	数量（kg）	处理时间	处理单位	处理人及联系方式	记录人	备注

附录 F

卫生间清洁记录表格示例
（资料性附录）

日期	时间	台面	洗手池	洗手液	擦手纸或干手器	镜面	地面	便池	卫生纸	纸篓	门	窗	记录人	备注

附录G

餐饮服务预防食物中毒注意事项
（资料性附录）

一、食物中毒常见原因

（一）细菌性食物中毒

1.贮存食品不当。如在8℃~60℃条件下存放熟制的高危易腐食品2小时以上，或在不适当温度下长时间贮存高危易腐的原料或半成品；

2.未烧熟煮透食品。因烹饪前未彻底解冻食品、熟制时食品的体积较大或熟制时间不足等，导致加工制作时食品的中心温度未达到70℃以上；

3.未充分再加热食品。经长时间贮存的食品，在食用前未充分再加热至食品的中心温度达到70℃以上；

4.生熟交叉污染。如熟制后的食品被生的食品原料污染，或被接触过生的食品原料的表面（如操作台、容器、手等）污染；接触熟制后食品的操作台、容器、手等被生的食品原料污染；

5.进食未彻底清洗、消毒的生食品；

6.从业人员污染食品。从业人员患有消化道传染病或是消化道传染病的带菌者，或手部有化脓性或渗出性伤口，加工制作时由于手部接触等原因污染食品。

（二）化学性食物中毒

1.在种植或养殖过程中，食用农产品受到化学性物质污染，或在食用前，食用农产品中的农药或兽药残留剂量较多；

2.在运输、贮存、加工制作过程中，食品受到化学性物质污染。如使用盛放过有机磷农药的容器盛放食品，导致食品受到有机磷农药污染；

3.误将化学性物质作为食品、食品添加剂食用、饮用或使用。如误将甲醇燃料作为白酒饮用，误将亚硝酸盐作为食盐使用；

4.食品中的营养素发生化学变化，产生有毒有害物质。如食用油脂酸败后，产生酸、醛、酮类及各种氧化物等；

5.在食品中添加非食用物质，或超剂量使用食品添加剂。

（三）真菌性食物中毒

食品贮存不当，受到真菌污染，在适宜的条件下污染的真菌生长繁殖、产生毒素。如霉变的谷物、甘蔗等含有大量真菌毒素。

（四）动物性食物中毒

1.食用天然含有有毒成分的动物或动物组织。如食用野生河鲀、未经农产品加工企业加工的河鲀，织纹螺、鱼胆、动物甲状腺；

2.在一定条件下，可食的动物性食品产生了大量有毒成分。如组氨酸含量较高的鲐鱼等鱼类在不新鲜或发生腐败时，产生大量组胺。

（五）植物性食物中毒

1.食用天然含有有毒成分的植物或其制品。如食用有毒菌、鲜白果、曼陀罗果实或种子及其制品等；

2.在一定条件下，可食的植物性食品产生了大量有毒成分，加工制作时未能彻底去除或破坏有毒成分。如马铃薯发芽后，幼芽及芽眼部分产生大量龙葵素，加工制作不当未能彻底去除龙葵素；

3.植物中天然含有有毒成分，加工制作时未能彻底去除或破坏有毒成分。如烹饪四季豆的时间不足，未能完全破坏四季豆中的皂素等；煮制豆浆的时间不足，未能彻底去除豆浆中的胰蛋白酶抑制物。

二、预防食物中毒的基本方法

（一）预防细菌性食物中毒的基本原则和措施

预防细菌性食物中毒，应按照防止食品受到病原菌污染、控制病原菌繁殖和杀灭病原菌三项基本原则，采取下列主要措施：

1.避免污染。主要指避免熟制后的食品受到病原菌污染。如避免熟制后的食品与生的食品原料接触；从业人员经常性清洗手部，接触直接入口食品的从业人员还应在清洗手部后进行手部消毒；保持餐饮服务场所、设施、设备、加工制作台面、容器、工具等清洁；消灭鼠类、虫害等有害生物，避免其接触食品；

2.控制温度。采取适当的温度控制措施，杀灭食品中的病原菌或控制病原菌生长繁殖。如熟制食品时，使食品的中心温度达到70℃以上；贮存熟制食品时，将食品的中心温度保持在60℃以上热藏或在8℃以下冷藏（或冷冻）；

3.控制时间。尽量缩短食品的存放时间。如当餐加工制作食品后当餐食用完；尽快使用完食品原料、半成品；

4.清洗和消毒。如清洗所有接触食品的物品；清洗消毒接触直接入口食品的工具、容器等物品；清洗消毒生吃的蔬菜、水果；

5.控制加工制作量。食品加工制作量应与加工制作条件相吻合。食品加工制作量超过加工制作场所、设施、设备和从业人员的承受能力时，加工制作行为较难符合食品安全要求，易使食品受到污染，引起食物中毒。

（二）预防常见化学性食物中毒的措施

1.农药引起的食物中毒。使用流水反复涮洗蔬菜（油菜等叶菜类蔬菜应瓣开后逐片涮洗），次数不少于3次，且先洗后切。接触农药的容器、工具等做到物品专用，有醒目的区分标识，避免与接触食品的容器、工具等混用；

2.亚硝酸盐引起的食物中毒。禁止采购、贮存、使用亚硝酸盐（包括亚硝酸钠、亚硝酸钾），避免误作食盐使用。

（三）预防常见真菌性食物中毒的措施

严把采购关，防止霉变食品入库；控制存放库房的温度、湿度，尽量缩短贮存时间，定期通风，防止食品在贮存过程中霉变；定期检查食品，及时清除霉变食品；加工制作前，认真检查食品的感官性状，不得加工制作霉变食品。

（四）预防常见动物性食物中毒的措施

1.河鲀引起的食物中毒。禁止采购、加工制作所有品种的野生河鲀和未经农产品加工企业加工的河鲀；

2.鲐鱼引起的食物中毒。采购新鲜的鲐鱼；在冷冻（藏）条件下贮存鲐鱼，并缩短贮存时间；加工制作前，检查鲐鱼的感官性状，不得加工制作腐败变质的鲐鱼。

（五）预防常见植物性食物中毒的措施

1.有毒菌引起的食物中毒。禁止采摘、购买、加工制作不明品种的野生菌；

2.四季豆引起的食物中毒。烹饪时先将四季豆放入开水中烫煮10分钟以上再炒，每次烹饪量不得过大，烹饪时使四季豆均匀受热；

3.豆浆引起的食物中毒。将生豆浆加热至80℃时，会有许多泡沫上涌，出现"假沸"现象。应将上涌泡沫除净，煮沸后再以文火维持煮沸5分钟以上，可彻底破坏豆浆中的胰蛋白酶抑制物；

4.发芽马铃薯引起的食物中毒。将马铃薯贮存在低温、无阳光直射的地方，避免马铃薯生芽。

附录 H

推荐的餐饮服务场所、设施、设备及工具清洁方法
（资料性附录）

场所、设施、设备及工具	频率	使用物品	方法
地面	每天完工或有需要时	扫帚、拖把、刷子、清洁剂	1.用扫帚扫地 2.用拖把以清洁剂拖地 3.用刷子刷去余下污物 4.用水冲洗干净 5.用干拖把拖干地面
排水沟	每天完工或有需要时	铲子、刷子、清洁剂	1.用铲子铲去沟内大部分污物 2.用清洁剂洗净排水沟 3.用刷子刷去余下污物 4.用水冲洗干净
墙壁、门窗及天花板（包括照明设施）	每月一次或有需要时	抹布、刷子、清洁剂	1.用干抹布去除干的污物 2.用湿抹布擦抹或用水冲刷 3.用清洁剂清洗 4.用湿抹布抹净或用水冲洗干净 5.用清洁的抹布抹干／风干
冷冻（藏）库	每周一次或有需要时	抹布、刷子、清洁剂	1.清除食物残渣及污物 2.用湿抹布擦抹或用水冲刷 3.用清洁剂清洗 4.用湿抹布抹净或用水冲洗干净 5.用清洁的抹布抹干／风干
排烟设施	表面每周一次，内部每年2次以上	抹布、刷子、清洁剂	1.用清洁剂清洗 2.用刷子、抹布去除油污 3.用湿抹布抹净或用水冲洗干净 4.风干

续表

场所、设施、设备及工具	频率	使用物品	方法
工作台及洗涤盆	每次使用后	抹布、刷子、清洁剂、消毒剂	1.清除食物残渣及污物 2.用湿抹布擦抹或用水冲刷 3.用清洁剂清洗 4.用湿抹布抹净或用水冲洗干净 5.用消毒剂消毒 6.用水冲洗干净 7.风干
餐厨废弃物存放容器	每天完工或有需要时	刷子、清洁剂、消毒剂	1.清除食物残渣及污物 2.用水冲刷 3.用清洁剂清洗 4.用水冲洗干净 5.用消毒剂消毒 6.风干
设备、工具	每次使用后	抹布、刷子、清洁剂、消毒剂	1.清除食物残渣及污物 2.用水冲刷 3.用清洁剂清洗 4.用水冲洗干净 5.用消毒剂消毒 6.用水冲洗干净 7.风干
卫生间	定时或有需要时	扫帚、拖把、刷子、抹布、清洁剂、消毒剂	1.清除地面、便池、洗手池及台面、废弃物存放容器等的污物、废弃物 2.用刷子刷去余下污物 3.用扫帚扫地 4.用拖把以清洁剂拖地 5.用刷子、清洁剂清洗便池、洗手池及台面、废弃物存放容器 6.用消毒剂消毒便池

续表

场所、设施、设备及工具	频率	使用物品	方法
卫生间	定时或有需要时	扫帚、拖把、刷子、抹布、清洁剂、消毒剂	7.用水冲洗干净地面、便池、洗手池及台面、废弃物存放容器 8.用干拖把拖干地面 9.用湿抹布抹净洗手池及台面、废弃物存放容器 10.风干

附录I

餐饮服务从业人员洗手消毒方法
（资料性附录）

一、洗手程序

（一）打开水龙头，用自来水（宜为温水）将双手弄湿。

（二）双手涂上皂液或洗手液等。

（三）双手互相搓擦20秒（必要时，以洁净的指甲刷清洁指甲）。工作服为长袖的应洗到腕部，工作服为短袖的应洗到肘部。

（四）用自来水冲净双手。

（五）关闭水龙头（手动式水龙头应用肘部或以清洁纸巾包裹水龙头将其关闭）。

（六）用清洁纸巾、卷轴式清洁抹手布或干手机干燥双手。

二、标准的清洗手部方法

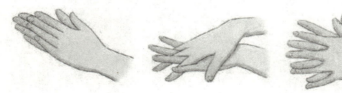

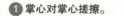 ①掌心对掌心搓擦。 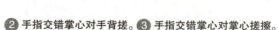 ②手指交错掌心对手背搓。 ③手指交错掌心对掌心搓擦。

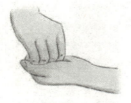 ④两手互握互搓指背。 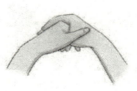 ⑤姆指在掌中转运搓擦。 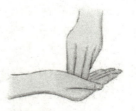 ⑥指尖在掌心中搓擦。

三、标准的消毒手部方法

消毒手部前应先洗净手部，然后参照以下方法消毒：

方法一：将洗净后的双手在消毒剂水溶液中浸泡20~30秒，用自来水将双手冲净。（餐饮服务化学消毒常用消毒剂及使用注意事项见附录K）

方法二：取适量的乙醇类速干手消毒剂于掌心，按照标准的清洗手部方法充分搓擦双手20~30秒，搓擦时保证手消毒剂完全覆盖双手皮肤，直至干燥。

附录J

推荐的餐用具清洗消毒方法
（资料性附录）

一、清洗方法

（一）采用手工方法清洗的，应按以下步骤进行：

1.刮掉餐用具表面的食物残渣；

2.用含洗涤剂的溶液洗净餐用具表面；

3.用自来水冲去餐用具表面残留的洗涤剂。

（二）采用洗碗机清洗的，按设备使用说明操作。

二、消毒方法

（一）物理消毒

1.采用蒸汽、煮沸消毒的，温度一般控制在100℃，并保持10分钟以上；

2.采用红外线消毒的，温度一般控制在120℃以上，并保持10分钟以上；

3.采用洗碗机消毒的，消毒温度、时间等应确保消毒效果满足国家相关食品安全标准要求。

（二）化学消毒

主要为使用各种含氯消毒剂（餐饮服务化学消毒常用消毒剂及使用注意事项见附录K）消毒，在确保消毒效果的前提下，可以采用其他消毒剂和参数。

方法之一：

使用含氯消毒剂（不包括二氧化氯消毒剂）的消毒方法：

1.严格按照含氯消毒剂产品说明书标明的要求配制消毒液，消毒液中的有效氯浓度宜在250mg/L以上；

2.将餐用具全部浸入配置好的消毒液中5分钟以上；

3.用自来水冲去餐用具表面残留的消毒液。

方法之二：

使用二氧化氯消毒剂的消毒方法：

1.严格按照产品说明书标明的要求配制消毒液，消毒液中的有效氯浓度宜在100~150mg/L；

2.将餐用具全部浸入配置好的消毒液中10~20分钟；

3.用自来水冲去餐用具表面残留的消毒液。

三、保洁方法

1.餐用具清洗或消毒后宜沥干、烘干。使用抹布擦干的，抹布应专用，并经清洗消毒方可使用，防止餐用具受到污染；

2.及时将消毒后的餐用具放入专用的密闭保洁设施内。

附录K

餐饮服务化学消毒常用消毒剂及使用注意事项
（资料性附录）

一、常用消毒剂及使用方法

（一）漂白粉

主要成分为次氯酸钠，此外还含有氢氧化钙、氧化钙、氯化钙等。配制水溶液时，应先加少量水，调成糊状，再边加水边搅拌成乳液，静置沉淀，取澄清液使用。漂白粉可用于环境、操作台、设备、餐饮具等的涂擦和浸泡消毒。

（二）次氯酸钙（漂粉精）、二氯异氰尿酸钠（优氯净）、三氯异氰尿酸

使用时，应将其充分溶解在水中。普通片剂应碾碎后，加入水中，充分搅拌溶解。泡腾片可直接加入水中溶解。使用范围同漂白粉。

（三）次氯酸钠

使用时，应将其在水中充分混匀。使用范围同漂白粉。

（四）二氧化氯

因配制的水溶液不稳定，应在使用前加入活化剂，且现配现用。使用范围同漂白粉。因氧化作用极强，使用时应避免其接触油脂，防止加速其氧化。

（五）乙醇

浓度为75%的乙醇可用于操作台、设备、工具、手部等涂擦消毒。

（六）乙醇类免洗速干手消毒剂

取适量的乙醇类速干手消毒剂于掌心，按照标准洗手方法，充分搓擦双手20~30秒。

二、消毒液配制方法举例

以每片含有效氯0.25g的漂粉精片配制1L的有效氯浓度为250mg/L的消毒液为例：

（一）在专用容器中事先标好1L的刻度线。

（二）在专用容器中加自来水至刻度线。

（三）将1片漂粉精片碾碎后加入水中。

（四）搅拌至漂粉精片充分溶解。

三、化学消毒注意事项

（一）使用的消毒剂应处于保质期，并符合消毒产品相关标准，按照规定的温度等条件贮存。

（二）严格按照规定浓度进行配制。

（三）固体消毒剂应充分溶解使用。

（四）餐饮具和盛放直接入口食品的容器在消毒前，应先清洗干净，避免油垢影响消毒效果。

（五）餐饮具和盛放直接入口食品的容器消毒时应完全浸没于消毒液中，保持5分钟以上，或者按消毒剂产品使用说明操作。

（六）使用时，定时测量消毒液中有效消毒成分的浓度。有效消毒成分浓度低于要求时，应立即更换消毒液或适量补加消毒剂。

（七）定时更换配置好的消毒液，一般每4小时更换一次。

（八）消毒后，餐饮具和盛放直接入口食品的容器表面的消毒液应冲洗干净，并沥干或烘干。

附录L

餐饮服务业特定的生物性危害、相关食品及控制措施
（资料性附录）

表a.特定的细菌、相关食品及控制措施

细菌	相关食品	控制措施
蜡样芽孢杆菌（由耐热的催吐毒素引起的中毒；由不耐热的腹泻毒素引起的感染）	肉，家禽，淀粉类食物（米饭，土豆），布丁，汤，煮熟的蔬菜	烹饪，冷却，保持冷藏或冷冻，保持加热
空肠弯曲杆菌	家禽，生牛乳	烹饪，洗手，防止交叉污染
肉毒杆菌	真空包装食品，低氧包装食品，加工过程中的罐头食品，大蒜–油混合物，烤土豆/炒洋葱的烹制时间或温度不当	热处理（时间+压力），冷却，保持冷藏或冷冻，保持加热，酸化和干燥等
产气荚膜梭菌	熟制的肉和家禽，熟制的肉和家禽制品（包括砂锅菜、肉汁）	冷却，保持冷藏或冷冻，再加热，保持加热
大肠杆菌O157：H7（其他产生志贺毒素的大肠杆菌）	生的碎牛肉，生芽菜，生牛乳，未经高温消毒的果汁，被感染者通过粪口途径污染的食品	烹饪，不使用裸手接触即食食品，从业人员健康管理，洗手，防止交叉污染，对果汁进行巴氏灭菌或处理
单核细胞增生李斯特菌	生肉和家禽，新鲜的软奶酪，面团，烟熏的海鲜，熟肉，熟食沙拉	烹饪，标注时间，保持冷藏或冷冻，洗手，防止交叉污染

续表

细菌	相关食品	控制措施
沙门氏菌属	肉和家禽，海鲜，鸡蛋，生芽菜，生蔬菜，生牛乳，未经高温消毒的果汁	烹饪，使用巴氏杀菌后的鸡蛋，从业人员健康管理，不使用裸手接触即食食品，洗手，对果汁进行巴氏灭菌或处理
志贺氏菌	生蔬菜和草药，被感染者通过粪口途径污染的其他食品	烹饪，不使用裸手接触即食食品，从业人员健康管理，洗手
金黄色葡萄球菌（产生的耐热毒素）	使用裸手接触烹制后的即食食品，且食品的存放温度或时间不当	冷却，保持冷藏或冷冻，保持加热，不使用裸手接触即食食品，洗手
弧菌属	海鲜，甲壳类动物	烹饪，食品来源可靠，防止交叉污染，保持冷藏或冷冻

表b.特定的寄生虫、相关食品及控制措施

寄生虫	相关食品	控制措施
简单异尖线虫	各种鱼类（鳕鱼、黑线鳕、浮鱼、太平洋鲑鱼、鲱鱼、比目鱼、安康鱼）	烹饪，冷冻
绦虫	牛肉，猪肉	烹饪
旋毛虫	猪肉，熊，海豹肉	烹饪

表c.特定的病毒、相关食品及控制措施

病毒	相关食品	控制措施
甲肝病毒和戊肝病毒	贝类，被感染者通过粪口途径污染的任何食品	食品来源可靠，不使用裸手接触即食食品，尽量减少裸手接触非直接入口食品，从业人员健康管理，洗手
其他病毒（轮状病毒，诺如病毒，呼吸道肠道病毒）	被感染者通过粪口途径污染的任何食品	不使用裸手接触即食食品，尽量减少裸手接触非直接入口食品，从业人员健康管理，洗手

注：本附录表格源自美国《FoodCode2017》附录4零售业特定的生物性危害、相关食品和控制措施。

附录 M

餐饮服务业食品原料建议存储温度
（资料性附录）

1.蔬菜类

种类	环境温度	涉及产品范围
根茎菜类	0℃~5℃	蒜薹、大蒜、长柱山药、土豆、辣根、芜菁、胡萝卜、萝卜、竹笋、芦笋、芹菜
	10℃~15℃	扁块山药、生姜、甘薯、芋头
叶菜类	0℃~3℃	结球生菜、直立生菜、紫叶生菜、油菜、奶白菜、菠菜（尖叶型）、茼蒿、小青葱、韭菜、甘蓝、抱子甘蓝、菊苣、乌塌菜、小白菜、芥蓝、菜心、大白菜、羽衣甘蓝、莴笋、欧芹、茭白、牛皮菜
瓜菜类	5℃~10℃	佛手瓜和丝瓜
	10℃~15℃	黄瓜、南瓜、冬瓜、冬西葫芦（笋瓜）、矮生西葫芦、苦瓜
茄果类	0℃~5℃	红熟番茄和甜玉米
	9℃~13℃	茄子、绿熟番茄、青椒
食用菌类	0℃~3℃	白灵菇、金针菇、平菇、香菇、双孢菇
	11℃~13℃	草菇
菜用豆类	0℃~3℃	甜豆、荷兰豆、豌豆
	6℃~12℃	四棱豆、扁豆、芸豆、豇豆、豆角、毛豆荚、菜豆

2.水果类

种类	环境温度	涉及产品范围
核果类	0℃~3℃	杨梅、枣、李、杏、樱桃、桃
	5℃~10℃	橄榄、芒果（催熟果）
	13℃~15℃	芒果（生果实）
仁果类	0℃~4℃	苹果、梨、山楂
浆果类	0℃~3℃	葡萄、猕猴桃、石榴、蓝莓、柿子、草莓

续表

种类	环境温度	涉及产品范围
柑橘类	5℃~10℃	柚类、宽皮柑橘类、甜橙类
	12℃~15℃	柠檬
瓜类	0℃~10℃	西瓜、哈密瓜、甜瓜和香瓜
热带、亚热带水果	4℃~8℃	椰子、龙眼、荔枝
	11℃~16℃	红毛丹、菠萝（绿色果）、番荔枝、木菠萝、香蕉

3.畜禽肉类

种类	环境温度	涉及产品范围
畜禽肉（冷藏）	-1℃~4℃	猪、牛、羊和鸡、鸭、鹅等肉制品
畜禽肉（冷冻）	-12℃以下	猪、牛、羊和鸡、鸭、鹅等肉制品

4.水产品

种类	环境温度	涉及产品范围
水产品（冷藏）	0℃~4℃	罐装冷藏蟹肉、鲜海水鱼
水产品（冷冻）	-15℃以下	冻扇贝、冻裹面包屑虾、冻虾、冻裹面包屑鱼、冻鱼、冷冻鱼糜、冷冻银鱼
水产品（冷冻）	-18℃以下	冻罗非鱼片、冻烤鳗、养殖红鳍东方鲀
水产品（冷冻生食）	-35℃以下	养殖红鳍东方鲀

食品安全抽样检验管理办法

（国家市场监督管理总局令第15号，《食品安全抽样检验管理办法》已于2019年7月30日经国家市场监督管理总局2019年第11次局务会议审议通过，现予公布，自2019年10月1日起施行）

第一章 总 则

第一条 为规范食品安全抽样检验工作，加强食品安全监督管理，保障公众身体健康和生命安全，根据《中华人民共和国食品安全法》等法律法规，制定本办法。

第二条 市场监督管理部门组织实施的食品安全监督抽检和风险监测的抽样检验工作，适用本办法。

第三条 国家市场监督管理总局负责组织开展全国性食品安全抽样检验工作，监督指导地方市场监督管理部门组织实施食品安全抽样检验工作。

县级以上地方市场监督管理部门负责组织开展本级食品安全抽样检验工作，并按照规定实施上级市场监督管理部门组织的食品安全抽样检验工作。

第四条 市场监督管理部门应当按照科学、公开、公平、公正的原则，以发现和查处食品安全问题为导向，依法对食品生产经营活动全过程组织开展食品安全抽样检验工作。

食品生产经营者是食品安全第一责任人，应当依法配合市场监督管理部门组织实施的食品安全抽样检验工作。

第五条 市场监督管理部门应当与承担食品安全抽样、检验任务的技术机构（以下简称承检机构）签订委托协议，明确双方权利和义务。

承检机构应当依照有关法律、法规规定取得资质认定后方可从事检验活动。承检机构进行检验，应当尊重科学，恪守职业道德，保证出具的检验数据和结论客观、公正，不得出具虚假检验报告。

市场监督管理部门应当对承检机构的抽样检验工作进行监督检查，发现存在检验能力缺陷或者有重大检验质量问题等情形的，应当按照有关规定及时处理。

第六条 国家市场监督管理总局建立国家食品安全抽样检验信息系统，定期分析食品安全抽样检验数据，加强食品安全风险预警，完善并督促落实相关监督管理制度。

县级以上地方市场监督管理部门应当按照规定通过国家食品安全抽样检验信息系统，及时报送并汇总分析食品安全抽样检验数据。

第七条 国家市场监督管理总局负责组织制定食品安全抽样检验指导规范。

开展食品安全抽样检验工作应当遵守食品安全抽样检验指导规范。

第二章　计　划

第八条 国家市场监督管理总局根据食品安全监管工作的需要，制定全国性食品安全抽样检验年度计划。

县级以上地方市场监督管理部门应当根据上级市场监督管理部门制定的抽样检验年度计划并结合实际情况，制定本行政区域的食品安全抽样检验工作方案。

市场监督管理部门可以根据工作需要不定期开展食品安全抽样检验工作。

第九条 食品安全抽样检验工作计划和工作方案应当包括下列内容：

（一）抽样检验的食品品种；

（二）抽样环节、抽样方法、抽样数量等抽样工作要求；

（三）检验项目、检验方法、判定依据等检验工作要求；

（四）抽检结果及汇总分析的报送方式和时限；

（五）法律、法规、规章和食品安全标准规定的其他内容。

第十条 下列食品应当作为食品安全抽样检验工作计划的重点：

（一）风险程度高以及污染水平呈上升趋势的食品；

（二）流通范围广、消费量大、消费者投诉举报多的食品；

（三）风险监测、监督检查、专项整治、案件稽查、事故调查、应急处置等工作表明存在较大隐患的食品；

（四）专供婴幼儿和其他特定人群的主辅食品；

（五）学校和托幼机构食堂以及旅游景区餐饮服务单位、中央厨房、集体用餐配送单位经营的食品；

（六）有关部门公布的可能违法添加非食用物质的食品；

（七）已在境外造成健康危害并有证据表明可能在国内产生危害的食品；

（八）其他应当作为抽样检验工作重点的食品。

第三章 抽 样

第十一条 市场监督管理部门可以自行抽样或者委托承检机构抽样。食品安全抽样工作应当遵守随机选取抽样对象、随机确定抽样人员的要求。

县级以上地方市场监督管理部门应当按照上级市场监督管理部门的要求，配合做好食品安全抽样工作。

第十二条 食品安全抽样检验应当支付样品费用。

第十三条 抽样单位应当建立食品抽样管理制度，明确岗位职责、抽样流程和工作纪律，加强对抽样人员的培训和指导，保证抽样工作质量。

抽样人员应当熟悉食品安全法律、法规、规章和食品安全标准等的相关规定。

第十四条 抽样人员执行现场抽样任务时不得少于2人，并向被抽样食品生产经营者出示抽样检验告知书及有效身份证明文件。由承检机构执行抽样任务的，还应当出示任务委托书。

案件稽查、事故调查中的食品安全抽样活动，应当由食品安全行政执法人员进行或者陪同。

承担食品安全抽样检验任务的抽样单位和相关人员不得提前通知被抽样食品生产经营者。

第十五条 抽样人员现场抽样时，应当记录被抽样食品生产经营者的营业执照、许可证等可追溯信息。

抽样人员可以从食品经营者的经营场所、仓库以及食品生产者的成品库待销产品中随机抽取样品，不得由食品生产经营者自行提供样品。

抽样数量原则上应当满足检验和复检的要求。

第十六条 风险监测、案件稽查、事故调查、应急处置中的抽样，不受抽样数量、抽样地点、被抽样单位是否具备合法资质等限制。

第十七条 食品安全监督抽检中的样品分为检验样品和复检备份样品。

现场抽样的，抽样人员应当采取有效的防拆封措施，对检验样品和复检备份样品分别封样，并由抽样人员和被抽样食品生产经营者签字或者盖章确认。

抽样人员应当保存购物票据，并对抽样场所、贮存环境、样品信息等通过拍照或者录像等方式留存证据。

第十八条 市场监督管理部门开展网络食品安全抽样检验时，应当记录买样人员以及付款账户、注册账号、收货地址、联系方式等信息。买样人员应当通过截图、拍照或者录像等方式记录被抽样网络食品生产经营者信息、样品网页展示信息，以及订单信息、支付记录等。

抽样人员收到样品后，应当通过拍照或者录像等方式记录拆封过程，对递送包装、样品包装、样品储运条件等进行查验，并对检验样品和复检备份样品分别封样。

第十九条 抽样人员应当使用规范的抽样文书，详细记录抽样信息。记录保存期限不得少于2年。

现场抽样时，抽样人员应当书面告知被抽样食品生产经营者依法享有的权利和应当承担的义务。被抽样食品生产经营者应当在食品安全抽样文书上签字或者盖章，不得拒绝或者阻挠食品安全抽样工作。

第二十条 现场抽样时，样品、抽样文书以及相关资料应当由抽样人员于5个工作日内携带或者寄送至承检机构，不得由被抽样食品生产经营者自行送样和寄送文书。因客观原因需要延长送样期限的，应当经组织抽样检验的市场监督管理部门同意。

对有特殊贮存和运输要求的样品，抽样人员应当采取相应措施，保证样品贮存、运输过程符合国家相关规定和包装标示的要求，不发生影响检验结论的变化。

第二十一条 抽样人员发现食品生产经营者涉嫌违法、生产经营的食品及原料没有合法来源或者无正当理由拒绝接受食品安全抽样的，应当报告有管辖权的市场监督管理部门进行处理。

第四章 检验与结果报送

第二十二条 食品安全抽样检验的样品由承检机构保存。

承检机构接收样品时，应当查验、记录样品的外观、状态、封条有无破损以及其他可能对检验结论产生影响的情况，并核对样品与抽样文书信息，将检验样品和复检备份样品分别加贴相应标识后，按照要求入库存放。

对抽样不规范的样品，承检机构应当拒绝接收并书面说明理由，及时向组织或者实施食品安全抽样检验的市场监督管理部门报告。

第二十三条 食品安全监督抽检应当采用食品安全标准规定的检验项目和检验方法。没有食品安全标准的，应当采用依照法律法规制定的临时限量值、临时检验方法或者补充检验方法。

风险监测、案件稽查、事故调查、应急处置等工作中，在没有前款规定的检验方法的情况下，可以采用其他检验方法分析查找食品安全问题的原因。所采用的方法应当遵循技术手段先进的原则，并取得国家或者省级市场监督管理部门同意。

第二十四条 食品安全抽样检验实行承检机构与检验人负责制。承检机构出具的食品安全检验报告应当加盖机构公章，并有检验人的签名或者盖章。承检机构和检验人对出具的食品安全检验报告负责。

承检机构应当自收到样品之日起20个工作日内出具检验报告。市场监督管理部门与承检机构另有约定的，从其约定。

未经组织实施抽样检验任务的市场监督管理部门同意，承检机构不得分包或者转包检验任务。

第二十五条 食品安全监督抽检的检验结论合格的，承检机构应当自检验结论作出之日起3个月内妥善保存复检备份样品。复检备份样品剩余保质期不足3个月的，应当保存至保质期结束。

检验结论不合格的，承检机构应当自检验结论作出之日起6个月内妥善保存复检备份样品。复检备份样品剩余保质期不足6个月的，应当保存至保质期结束。

第二十六条 食品安全监督抽检的检验结论合格的，承检机构应当在检验结论作出后7个工作日内将检验结论报送组织或者委托实施抽样检验的市场监督管理部门。

抽样检验结论不合格的，承检机构应当在检验结论作出后2个工作日内报告组织或者委托实施抽样检验的市场监督管理部门。

第二十七条 国家市场监督管理总局组织的食品安全监督抽检的检验结论不合格的，承检机构除按照相关要求报告外，还应当通过食品安全抽样检验信息系统及时通报抽样地以及标称的食品生产者住所地市场监督管理部门。

地方市场监督管理部门组织或者实施食品安全监督抽检的检验结论不合格的，抽样地与标称食品生产者住所地不在同一省级行政区域的，抽样地市场监督管理部门应当在收到不合格检验结论后通过食品安全抽样检验信息系统及时通报标称的食品生产者住所地同级市场监督管理部门。同一省级行政区域内不合格检验结论的通报按照抽检地省级市场监督管理部门规定的程序和时限通报。

通过网络食品交易第三方平台抽样的，除按照前两款的规定通报外，还应当同时通报网络食品交易第三方平台提供者住所地市场监督管理部门。

第二十八条 食品安全监督抽检的抽样检验结论表明不合格食品可能对身体健康和生命安全造成严重危害的，市场监督管理部门和承检机构应当按照规定立即报告或者通报。

案件稽查、事故调查、应急处置中的检验结论的通报和报告，不受本办法规定时限限制。

第二十九条 县级以上地方市场监督管理部门收到监督抽检不合格检验结论后，应当按照省级以上市场监督管理部门的规定，在5个工作日内将检验报告和抽样检验结果通知书送达被抽样食品生产经营者、食品集中交易市场开办者、网络食品交易第三方平台提供者，并告知其依法享有的权利和应当承担的义务。

第五章 复检和异议

第三十条 食品生产经营者对依照本办法规定实施的监督抽检检验结论有异议的，可以自收到检验结论之日起7个工作日内，向实施监督抽检的市场监督管理部门或者其上一级市场监督管理部门提出书面复检申请。向国家市场监督管理总局提出复检申请的，国家市场监督管理总局可以委托复检申请人住所地省级市场监督管理部门负责办理。逾期未提出的，不予受理。

第三十一条 有下列情形之一的，不予复检：

（一）检验结论为微生物指标不合格的；

（二）复检备份样品超过保质期的；

（三）逾期提出复检申请的；

（四）其他原因导致备份样品无法实现复检目的的；

（五）法律、法规、规章以及食品安全标准规定的不予复检的其他情形。

第三十二条 市场监督管理部门应当自收到复检申请材料之日起5个工作日内，出具受理或者不予受理通知书。不予受理的，应当书面说明理由。

市场监督管理部门应当自出具受理通知书之日起5个工作日内，在公布的复检机构名录中，遵循便捷高效原则，随机确定复检机构进行复检。复检机构不得与初检机构为同一机构。因客观原因不能及时确定复检机构的，可以延长5个工作日，并向申请人说明理由。

复检机构无正当理由不得拒绝复检任务，确实无法承担复检任务的，应当在2个工作日内向相关市场监督管理部门作出书面说明。

复检机构与复检申请人存在日常检验业务委托等利害关系的，不得接受复检申请。

第三十三条 初检机构应当自复检机构确定后3个工作日内，将备份样品移交至复检机构。因客观原因不能按时移交的，经受理复检的市场监督管理部门同意，可以延长3个工作日。复检样品的递送方式由初检机构和申请人协商确定。

复检机构接到备份样品后，应当通过拍照或者录像等方式对备份样品外包装、封条等完整性进行确认，并做好样品接收记录。复检备份样品封条、包装破坏，或者出现其他对结果判定产生影响的情况，复检机构应当及时书面报告市场监督管理部门。

第三十四条　复检机构实施复检，应当使用与初检机构一致的检验方法。实施复检时，食品安全标准对检验方法有新的规定的，从其规定。

初检机构可以派员观察复检机构的复检实施过程，复检机构应当予以配合。初检机构不得干扰复检工作。

第三十五条　复检机构应当自收到备份样品之日起10个工作日内，向市场监督管理部门提交复检结论。市场监督管理部门与复检机构对时限另有约定的，从其约定。复检机构出具的复检结论为最终检验结论。

市场监督管理部门应当自收到复检结论之日起5个工作日内，将复检结论通知申请人，并通报不合格食品生产经营者住所地市场监督管理部门。

第三十六条　复检申请人应当向复检机构先行支付复检费用。复检结论与初检结论一致的，复检费用由复检申请人承担。复检结论与初检结论不一致的，复检费用由实施监督抽检的市场监督管理部门承担。

复检费用包括检验费用和样品递送产生的相关费用。

第三十七条　在食品安全监督抽检工作中，食品生产经营者可以对其生产经营食品的抽样过程、样品真实性、检验方法、标准适用等事项依法提出异议处理申请。

对抽样过程有异议的，申请人应当在抽样完成后7个工作日内，向实施监督抽检的市场监督管理部门提出书面申请，并提交相关证明材料。

对样品真实性、检验方法、标准适用等事项有异议的，申请人应当自收到不合格结论通知之日起7个工作日内，向组织实施监督抽检的市场监督管理部门提出书面申请，并提交相关证明材料。

向国家市场监督管理总局提出异议申请的，国家市场监督管理总局可以委托申请人住所地省级市场监督管理部门负责办理。

第三十八条 异议申请材料不符合要求或者证明材料不齐全的，市场监督管理部门应当当场或者在5个工作日内一次告知申请人需要补正的全部内容。

市场监督管理部门应当自收到申请材料之日起5个工作日内，出具受理或者不予受理通知书。不予受理的，应当书面说明理由。

第三十九条 异议审核需要其他市场监督管理部门协助的，相关市场监督管理部门应当积极配合。

对抽样过程有异议的，市场监督管理部门应当自受理之日起20个工作日内，完成异议审核，并将审核结论书面告知申请人。

对样品真实性、检验方法、标准适用等事项有异议的，市场监督管理部门应当自受理之日起30个工作日内，完成异议审核，并将审核结论书面告知申请人。需商请有关部门明确检验以及判定依据相关要求的，所需时间不计算在内。

市场监督管理部门应当根据异议核查实际情况依法进行处理，并及时将异议处理申请受理情况及审核结论，通报不合格食品生产经营者住所地市场监督管理部门。

第六章　核查处置及信息发布

第四十条 食品生产经营者收到监督抽检不合格检验结论后，应当立即采取封存不合格食品，暂停生产、经营不合格食品，通知相关生产经营者和消费者，召回已上市销售的不合格食品等风险控制措施，排查不合格原因并进行整改，及时向住所地市场监督管理部门报告处理情况，积极配合市场监督管理部门的调查处理，不得拒绝、逃避。

在复检和异议期间，食品生产经营者不得停止履行前款规定的义务。食品生产经营者未主动履行的，市场监督管理部门应当责令其履行。

在国家利益、公共利益需要时，或者为处置重大食品安全突发事件，经省级以上市场监督管理部门同意，可以由省级以上市场监督管理部门组织调查分析或者再次抽样检验，查明不合格原因。

第四十一条 食品安全风险监测结果表明存在食品安全隐患的，省级以上市场监督管理部门应当组织相关领域专家进一步调查和分析研判，确认有必要通知相关食品生产经营者的，应当及时通知。

接到通知的食品生产经营者应当立即进行自查，发现食品不符合食品安全标准或者有证据证明可能危害人体健康的，应当依照食品安全法第六十三条的规定停止生产、经营，实施食品召回，并报告相关情况。

食品生产经营者未主动履行前款规定义务的，市场监督管理部门应当责令其履行，并可以对食品生产经营者的法定代表人或者主要负责人进行责任约谈。

第四十二条 食品经营者收到监督抽检不合格检验结论后，应当按照国家市场监督管理总局的规定在被抽检经营场所显著位置公示相关不合格产品信息。

第四十三条 市场监督管理部门收到监督抽检不合格检验结论后，应当及时启动核查处置工作，督促食品生产经营者履行法定义务，依法开展调查处理。必要时，上级市场监督管理部门可以直接组织调查处理。

县级以上地方市场监督管理部门组织的监督抽检，检验结论表明不合格食品含有违法添加的非食用物质，或者存在致病性微生物、农药残留、兽药残留、生物毒素、重金属以及其他危害人体健康的物质严重超出标准限量等情形的，应当依法及时处理并逐级报告至国家市场监督管理总局。

第四十四条 调查中发现涉及其他部门职责的，应当将有关信息通报相关职能部门。有委托生产情形的，受托方食品生产者住所地市场监督管理部门在开展核查处置的同时，还应当通报委托方食品生产经营者住所地市场监督管理部门。

第四十五条 市场监督管理部门应当在90日内完成不合格食品的核查处置工作。需要延长办理期限的，应当书面报请负责核查处置的市场监督管理部门负责人批准。

第四十六条 市场监督管理部门应当通过政府网站等媒体及时向社会公开监督抽检结果和不合格食品核查处置的相关信息，并按照要求将相关信息记入食品生产经营者信用档案。市场监督管理部门公布食品安全监督抽检不合格信息，包括被抽检食品名称、规格、商标、生产日期或者批号、不合格项目，标称的生产者名称、地址，以及被抽样单位名称、地址等。

可能对公共利益产生重大影响的食品安全监督抽检信息，市场监督管理部门应当在信息公布前加强分析研判，科学、准确公布信息，必要时，应当通报相关部门并报告同级人民政府或者上级市场监督管理部门。

任何单位和个人不得擅自发布、泄露市场监督管理部门组织的食品安全监督抽检信息。

第七章　法律责任

第四十七条 食品生产经营者违反本办法的规定，无正当理由拒绝、阻挠或者干涉食品安全抽样检验、风险监测和调查处理的，由县级以上人民政府市场监督管理部门依照食品安全法第一百三十三条第一款的规定处罚；违反治安管理处罚法有关规定的，由市场监督管理部门依法移交公安机关处理。

食品生产经营者违反本办法第三十七条的规定，提供虚假证明材料的，由市场监督管理部门给予警告，并处1万元以上3万元以下罚款。

违反本办法第四十二条的规定，食品经营者未按规定公示相关不合格产品信息的，由市场监督管理部门责令改正；拒不改正的，给予警告，并处2000元以上3万元以下罚款。

第四十八条 违反本办法第四十条、第四十一条的规定，经市场监督管理部门责令履行后，食品生产经营者仍拒不召回或者停止经营的，由县级以上人民政府市场监督管理部门依照食品安全法第一百二十四条第一款的规定处罚。

第四十九条 市场监督管理部门应当依法将食品生产经营者受到的行政处罚等信息归集至国家企业信用信息公示系统，记于食品生产经营者名下并向社会公示。对存在严重违法失信行为的，按照规定实施联合惩戒。

第五十条 有下列情形之一的，市场监督管理部门应当按照有关规定依法处理并向社会公布；构成犯罪的，依法移送司法机关处理。

（一）调换样品、伪造检验数据或者出具虚假检验报告的；

（二）利用抽样检验工作之便牟取不正当利益的；

（三）违反规定事先通知被抽检食品生产经营者的；

（四）擅自发布食品安全抽样检验信息的；

（五）未按照规定的时限和程序报告不合格检验结论，造成严重后果的；

（六）有其他违法行为的。

有前款规定的第（一）项情形的，市场监督管理部门终身不得委托其承担抽样检验任务；有前款规定的第（一）项以外其他情形的，市场监督管理部门五年内不得委托其承担抽样检验任务。

复检机构有第一款规定的情形，或者无正当理由拒绝承担复检任务的，由县级以上人民政府市场监督管理部门给予警告；无正当理由1年内2次拒绝承担复检任务的，由国务院市场监督管理部门商有关部门撤销其复检机构资质并向社会公布。

第五十一条 市场监督管理部门及其工作人员有违反法律、法规以及本办法规定和有关纪律要求的，应当依据食品安全法和相关规定，对直接负责的主管人员和其他直接责任人员，给予相应的处分；构成犯罪的，依法移送司法机关处理。

第八章　附　则

第五十二条　本办法所称监督抽检是指市场监督管理部门按照法定程序和食品安全标准等规定，以排查风险为目的，对食品组织的抽样、检验、复检、处理等活动。

本办法所称风险监测是指市场监督管理部门对没有食品安全标准的风险因素，开展监测、分析、处理的活动。

第五十三条　市场监督管理部门可以参照本办法的有关规定组织开展评价性抽检。

评价性抽检是指依据法定程序和食品安全标准等规定开展抽样检验，对市场上食品总体安全状况进行评估的活动。

第五十四条　食品添加剂的检验，适用本办法有关食品检验的规定。

餐饮食品、食用农产品进入食品生产经营环节的抽样检验以及保质期短的食品、节令性食品的抽样检验，参照本办法执行。

市场监督管理部门可以参照本办法关于网络食品安全监督抽检的规定对自动售卖机、无人超市等没有实际经营人员的食品经营者组织实施抽样检验。

第五十五条　承检机构制作的电子检验报告与出具的书面检验报告具有同等法律效力。

第五十六条　本办法自2019年10月1日起施行。

餐饮服务食品安全监督检查操作指南

项目代码	项目	内容代码	内容	参考检查方法	相关说明	适用对象
1	食品经营许可及信息公示	101	许可事项及其有效性	1. 查看食品经营许可证是否合法有效、与经营场所（实体门店）地址是否一致，将菜单对照食品经营许可证上的经营项目，查看是否有超范围经营现象。	食品经营许可证应合法有效、在有效期内、无超范围经营现象；经营场所（实体门店）地址应与经营许可证上的场所地址保持一致。	餐饮服务提供者
				2. 是否公示食品经营许可证。	应在经营场所（如就餐区）醒目位置公示食品经营许可证。	餐饮服务提供者
		102	信息公示	1. 查看曾开展过日常督检查的餐饮服务提供者，是否公示上一次检查结果记录表。	曾开展过日常监督检查的餐饮服务提供者，应在就餐区等醒目位置公示上一次日常监督检查结果记录表。	餐饮服务提供者

项目代码	项目	内容代码	内容	参考检查方法	相关说明	适用对象
1	食品经营许可及信息公示	102	信息公示	2.查看是否公示从事接触直接入口食品工作从业人员的健康证明。	应当在学校食堂显著位置统一公示从事接触直接入口食品工作的从业人员的健康证明。	特定餐饮服务提供者（学校食堂）
2	原料控制（含食品添加剂）	201	进货查验	随机抽查食品原料，检查有无进货查验记录和随货证明文件。	（1）进货查验记录应包括食品的名称、规格、数量、生产日期或者生产批号、保质期、进货日期以及供货者名称、地址、联系方式等内容。 （2）随货证明文件应按照以下要求查验： ①从食品生产者采购食品的，查验其食品生产相关许可和产品合格检验或者其他品出厂检验合格证明（食品合格证明）等；采购产品添加剂、食品相关产品的，查验其营业执照和产品合格证明文件等。	餐饮服务企业

项目代码	项目	内容代码	内容	参考检查方法	相关说明	适用对象
2	原料控制（含食品添加剂）	201	进货查验		②从食品销售者（商场、超市、便利店等）采购食品的，查验其食品经营许可证等；采购食品添加剂、食品相关产品的，查验其营业执照等。（可根据购物凭证情况判断） ③从食用农产品个体生产者直接采购食用农产品的，查验其有效身份证明。 ④从食用农产品生产企业和农民专业合作经济组织采购食用农产品的，查验其统一社会信用代码和产品合格证明文件。	餐饮服务企业

续表

项目代码	项目	内容代码	内容	参考检查方法	相关说明	适用对象
2	原料控制（含食品添加剂）	201	进货查验		⑤从集中交易市场采购食用农产品的，索取并留存市场管理部门或经营者加盖公章（或负责人签字）的购货凭证。 ⑥采购按照规定应当检疫的畜禽肉类，还应查验动物产品检疫合格证明；采购猪肉的，还应查验肉品质量检验合格证明。 ⑦采购食品、食品添加剂、食品相关产品的，应留存每笔购物或送货凭证。	餐饮服务企业

续表

项目代码	项目	内容代码	内容	参考检查方法	相关说明	适用对象
		202	原料贮存		（3）实行统一配送经营方式的，可由企业总部统一查验供货者的相关资质证明及产品合格证明文件，留存每笔购物或送货凭证。各门店内能及时查询、获取相关证明文件复印件或凭证。 （4）进货查验记录和相关凭证保存期限不得少于产品保质期满后六个月；没有明确保质期的，保存期限不得少于二年。	餐饮服务提供者

续表

项目代码	项目	内容代码	内容	参考检查方法	相关说明	适用对象
2	原料控制（含食品添加剂）	202	原料贮存	1. 查看食品贮存区是否存在食品与非食品混放情形；是否存放有毒有害物质；食品贮存是否符合分类、分架、离地、离墙、有标识等要求；食品添加剂存放、使用是否符合要求。	（1）库房或存放场所内应设置足够数量的存放架，分区、分架、分类存放食品，离墙、离地 10cm 以上；同一库房内贮存不同类别的食品和非食品（如食品包装材料等），应分设存放区域，不同区域应有明显的区分标识。分隔或分离贮存不同类型的食品原料。根据食品贮存条件，设置相应的食品库房或存放场所。散装食品（食用农产品除外）贮存位置，应标明食品的名称、生产日期或者生产批号、使用期限等内容。（2）设置专柜（位）存放食品添加剂，并标注"食品添加剂"字样。	餐饮服务提供者

项目代码	项目	内容代码	内容	参考检查方法	相关说明	适用对象
				2.查看冷冻（藏）设施中的食品是否存在生熟混放，原料、半成品、成品混放等情形；查看冷冻（藏）温度是否符合要求。	（1）应配有与供应品种、数量相适应的冷冻（藏）设施，能满足生熟分开存放要求。冷冻（藏）设施应正常运转，有正确显示设施内部温度的温度计或温度显示装置，设施内部温度符合要求，并应定期除霜、清洁和维护、清洗、校验。 （2）冷冻（藏）设施存放食品应按原料、半成品、成品分类分架放置，并有区分标识。 （3）冷冻（藏）库应使用防爆灯。	餐饮服务提供者

项目代码	项目	内容代码	内容	参考检查方法	相关说明	适用对象
2	原料控制（含食品添加剂）	202	原料贮存	3. 查看是否存放禁用物质，无明确标识和无法说明来源的物质。 4. 发现存放无明确标识和无法说明来源的物质，要详细询问其名称、来源和用途。怀疑可能涉嫌非法添加或属于有毒有害物质的，采取临时控制措施，查清物质名称及使用情况。	（1）禁止在餐饮加工场所贮存和添加由国务院食品安全监督管理部门会同国务院卫生行政等部门发布的非食品用化学物质和其他可能危害人体健康的物质。 （2）餐饮环节食品加工应遵守以下规定： ①禁止使用非食用物质。 ②禁止使用被污染的食品、食品添加剂、食品相关产品，容器等包装材料。 ③不得采购、贮存、使用亚硝酸盐。	餐饮服务提供者

续表

项目代码	项目	内容代码	内容	参考检查方法	相关说明	适用对象
2	原料控制（含食品添加剂）	202	原料贮存		④不得经营织纹螺、河豚鱼（《关于有条件放开养殖红鳍东方鲀和养殖暗纹东方鲀加工经营的通知》（农办渔〔2016〕53号）中规定养殖红鳍东方鲀和养殖暗纹东方鲀预包装产品除外）、鲎、菜籽壳等法规明令禁止生产经营的食品。⑤食品不得添加药品，但可以添加按照国务院卫生行政部门会同国务院食品安全监督管理部门发布的传统既是食品又是中药材的物质。（3）不得存放无合法标识、超过保质期、无合法来源、感官性状异常的原料。	

项目代码	项目	内容代码	内容	参考检查方法	相关说明	适用对象
2	原料控制（含食品添加剂）	202	原料贮存		（4）中小学、幼儿园食堂不得采购、贮存四季豆、鲜黄花菜、野生蘑菇、发芽土豆等高风险食品原料。	特定餐饮服务提供者（中小学和幼儿园食堂）
		203	供货者评价检查	查看是否建立供货者评价和退出机制。	（1）应建立供货者评价和退出机制，对供货者的食品安全状况进行评价，将符合食品安全管理要求的列入供货名录，及时更换不符合要求的供货者。（2）应自行或委托第三方机构定期对供货者食品安全状况进行现场评价。	特定餐饮服务提供者

续表

项目 代码	项目	内容 代码	内容	参考检查方法	相关说明	适用对象
2	原料控制（含食品添加剂）	204	原料检查	1. 随机抽查贮存设施或加工间的食品原料，查看其感官性状有无异常，查看食品的包装和标签、标识是否符合要求。	（1）包装标签和标识检查： ①预包装食品的包装完整、清洁、无破损，标识与内容物一致；标签标明事项符合相关食品安全国家标准要求。 ②食品添加剂在标签上标注"食品添加剂"字样，标签标明事项应符合食品安全国家标准要求并符合标注使用范围、用量、使用方法等内容。 ③进口的预包装食品、食品添加剂应有中文标签。 ④食品、食品添加剂应在保质期内，不得有标注虚假生产日期、保质期限等情形。	餐饮服务提供者

续表

项目代码	项目	内容代码	内容	参考检查方法	相关说明	适用对象
2	原料控制（含食品添加剂）	204	原料检查		（2）感官检查：食品具有正常的感观性状，无腐败变质、霉变生虫、油脂酸败、混有异物、气味异常等情况。	
				2. 查看对变质、超过保质期，回收食品采取的措施是否符合要求。	应当对变质、超过保质期或者回收的食品进行显著标示或者单独存放在有明确标志的场所，及时采取无害化处理、销毁等措施并如实记录。	餐饮服务提供者
		205	食品加工用水检查	1. 查看食品加工用水水质是否符合相关要求。 2. 查看加工制作现榨果蔬汁、食用冰等直接入口食品的用水是否安装净水设施，或使用煮沸冷却后的生活饮用水。	（1）食品加工用水的水质应符合GB 5749《生活饮用水卫生标准》规定。 （2）加工制作现榨果蔬汁、食用冰等直接入口食品的用水，应为预包装饮用水，使用水净化设备或设施过滤后的直饮水、煮沸冷却后的生活饮用水。	餐饮服务提供者

续表

项目代码	项目	内容代码	内容	参考检查方法	相关说明	适用对象
3	加工制作过程	301	加工制作基本要求	1. 查看是否具有与加工制作的食品品种、数量相适应的加工场所及设施设备等（如大型聚餐的餐饮服务提供者的专间等是否超出供餐能力）。 2. 查看不同类型的食品原料、不同存在形式的食品及其盛放容器和加工制作工具分开存放措施是否有效；防止食品交叉污染措施是否有效。 3. 询问、查看是否存在《食品安全法》禁止的加工食品行为。	（1）应具有与加工制作的食品品种、数量相适应的加工场所及设施设备等。 （2）应采取下列措施，避免食品加工制作过程中受到交叉污染： ①不同类型的食品原料（动物性、植物性、水产品等）、不同存在形式的食品（原料、成品、半成品）分开存放，其盛放容器和加工制作工具分类管理、按区分标识分开使用，定位存放。 ②接触食品的容器和工具不得直接放置在地面上或者接触不洁物。	餐饮服务提供者

续表

项目代码	项目	内容代码	内容	参考检查方法	相关说明	适用对象
3	加工制作过程	301	加工制作基本要求		③食品处理区内不得从事可能污染食品的活动。④不得在辅助区（如卫生间、更衣区等）内加工制作食品、清洗消毒餐饮具。⑤餐饮服务场所内不得饲养和宰杀禽、畜等动物。（3）不得存在《食品安全法》第三十四条规定的禁止情形。	
3	加工制作过程	302	粗加工与切配	1. 查看食品原料是否洗净后使用。2. 查看盛放或加工制作动物性、植物性、水产品等食品原料的工用具和容器是否分开使用并有明显标识。	（1）盛放或加工制作动物性、植物性、水产品等食品原料的工用具和容器分开使用，并有明显区分标识，如：颜色、标志、文字等。（2）食品原料使用后应洗净清洁外用。禽蛋使用前应清洗外壳，必要时消毒。	餐饮服务提供者

153

续表

项目代码	项目	内容代码	内容	参考检查方法	相关说明	适用对象
3	加工制作过程	303	烹饪加工	1. 查看盛放调味料的容器是否保持清洁，使用后是否加盖存放。 2. 查看煎炸油的色泽、气味、状态有无异常，询问煎炸油更换周期，必要时对煎炸油进行检测。 3. 查看油炸类食品、烧烤类食品、火锅类食品、糕点类食品、自制饮品等加工过程是否符合要求。	（1）可使用快速检测方法检测煎炸油的酸价、极性组分等指标。 （2）自制饮品加工中，使用现制现售生鲜乳作为原料乳的，必须确保原料安全、加工过程安全。	餐饮服务提供者
		304	专间及专用操作区（简称专区）内加工	1. 查看专间有的标识、设施及人员操作是否符合要求。	（1）各专间有标明用途的明显标识，如"冷食类食品专间"、"裱花蛋糕专间"、"生食类食品专间"等。	餐饮服务提供者

续表

项目代码	项目	内容代码	内容	参考检查方法	相关说明	适用对象
3	加工制作过程	304	专间及专用操作区（简称专区）内加工		（2）专间设施要求： ①专间入口处应设有洗手、消毒、更衣设施，专间门应能够自动关闭。 ②食品传递窗为开闭式，其他窗为封闭式。 ③专间内应设空气消毒（紫外线、臭氧等）、冷冻（藏）、独立的空调等设施，设施运转正常。 ④专间内无明沟，地漏带水封。 ⑤专间内的废弃物容器盖子应当为非手动开启式。 ⑥专间温度不高于25℃。	

续表

项目代码	项目	内容代码	内容	参考检查方法	相关说明	适用对象
3	加工制作过程	304	专间及专用操作区（简称专区）内加工		（3）操作要求： ①专间内应由专人加工制作食品，专间工作人员应更换专用工作衣帽、佩戴口罩并清洗消毒手部后进入专间。 ②生食类食品、裱花蛋糕、冷食类食品的加工应在专间内进行（可不在专间加工的情形除外）。 ③中央厨房和集体用餐配送单位的食品冷却、分装等应在专间内进行（使用专用冷却设备的，可在专间外冷却）。 ④加工制作生食海产品，应在专间外剥除海产品的非食用部分，并将其洗净后，方可传递进专间。加工制作时，应避免海产品可食用部分受到污染。	

续表

项目代码	项目	内容代码	内容	参考检查方法	相关说明	适用对象
3	加工制作过程	304	专间及专用操作区（简称专区）内加工		⑤蔬菜、水果、生食的海产品等食品原料应清洗处理干净后，方可传递进专间。预包装食品和一次性餐饮具应去除外层包装并保持最小包装清洁后，方可传递进专间。	
					（4）中小学、幼儿园食堂不得制售冷荤类食品、生食类食品、裱花蛋糕。	特定餐饮服务提供者（中小学和幼儿园食堂）
				2. 查看专区的标识、设施及人员操作是否符合要求。	（1）各专区有明显的标识标明用途。（2）场所内无明沟，地漏带水封；设有工具清洗消毒设施和专用冷冻（藏）设施；入口处设置洗手、消毒设施。（3）下列加工制作既可在专间也可在专区内进行：	餐饮服务提供者

续表

项目代码	项目	内容代码	内容	参考检查方法	相关说明	适用对象
3	加工制作过程	304	专间及专用操作区（简称专区）内加工		①备餐。②现榨果蔬汁、果蔬拼盘等的加工制作。③仅加工制作植物性冷食类食品（不含非发酵豆制品）；对预包装食品进行拆封、装盘、调味等简单加工制作后即供食用的；调制供消费者直接食用的调味料。（4）现调、冲泡、分装饮品可不在专区内进行。	
		305	食品留样	查看食品留样是否符合要求。	（1）每餐次的食品成品应留样，按品种分别盛放于专用密闭容器内，存放于专用冷藏设备中48小时以上。每个品种留样量应不少于125g。	特定餐饮服务提供者（学校（含托幼机构）食堂、养老机构食堂、医疗机构食堂、中央厨房、集体用餐配送单

续表

项目代码	项目	内容代码	内容	参考检查方法	相关说明	适用对象
3	加工制作过程	305	食品留样		（2）留样容器应标注留样名称、留样时间（月、日、时），或者标注与留样记录相对应的标识。 （3）应由专人管理留样食品，记录留样情况，记录内容包括留样食品名称、留样时间（月、日、时），留样人员等。	位、建筑工地食堂（供餐人数超过100人）和餐饮服务提供者（集体聚餐人数超过100人或成为重大活动供餐）
		306	食品添加剂管理	1. 查看食品添加剂存放、使用是否符合要求。 2. 查看是否采购、贮存、使用亚硝酸盐。 3. 对加工制作面制品的餐饮服务提供者，查看是否含铝添加剂使用是否符合要求。	（1）依据GB 2760《食品安全国家标准食品添加剂使用标准》及相关国家公告规定使用食品添加剂，不得超范围、超限量使用食品添加剂。应专账记录食品添加剂的使用情况，包括食品添加剂的名称、添加量、添加的	餐饮服务提供者

续表

项目代码	项目	内容代码	内容	参考检查方法	相关说明	适用对象
3	加工制作过程	306	食品添加剂管理		食品种、操作人员等内容。有"最大使用量"规定的食品添加剂应精准称量和记录。 (2)不得采购、贮存、使用亚硝酸盐(包括亚硝酸钠、亚硝酸钾)。 (3)应使用专柜(位)存放食品添加剂,并标注"食品添加剂"字样。使用容器盛放拆包后的食品添加剂的,应在盛放食品添加剂的容器上标明食品添加剂名称,并保留原包装。	

续表

项目代码	项目	内容代码	内容	参考检查方法	相关说明	适用对象
4	备餐、供餐与配送	401	备餐	1. 查看备餐场所是否符合要求。	（1）在符合要求的专间或专区内进行备餐操作（包括食品成品的暂时放置、整理、分发）。	餐饮服务提供者
					（2）学校食堂应设置专用的备餐间或者专区，制定并在显著位置公示人员操作规范。	特定餐饮服务提供者（学校食堂）
				2. 查看盛装食品成品的容器和分派菜肴、整理造型的工具（如：菜盘、勺子、菜夹子、筷子）是否符合要求。	（1）容器、工具应当维护良好，无损坏或部件松脱等现象。	餐饮服务提供者
					（2）容器、工具使用前应当清洗消毒，表面应当清洁。	
					（3）清洗消毒后的容器、工具应当存放在专用保洁设施或现场所内备用。	
					（4）备餐容器和工具应与食品原料、半成品容器、工具明显区分，分开存放和使用。	餐饮服务提供者

续表

项目代码	项目	内容代码	内容	参考检查方法	相关说明	适用对象
4	备餐、供餐与配送	401	备餐	3. 查看和询问放置于餐具内的菜肴围边、盘花等是否符合要求。	（1）用作菜肴围边、盘花的材料应当符合食品安全要求。 （2）围边、盘花使用前应当清洗消毒。	餐饮服务提供者
				4. 查看和询问食品存放温度、时间是否符合要求。	（1）烹饪完毕至食用超过2小时的高危易腐食品，应在高于60℃或低于8℃的条件下存放。 （2）高危易腐食品在8℃~60℃下存放超过2小时，且感官无异常的，应按要求再加热至中心温度70℃以上后供餐。 （3）预包装食品供应时温度不超过标签注温度上限的3℃。	餐饮服务提供者

续表

项目代码	项目	内容代码	内容	参考检查方法	相关说明	适用对象
4	备餐、供餐与配送	401	备餐	5. 查看备餐人员个人卫生是否符合要求。	备餐人员个人卫生应当符合本指南中804人员卫生、805工作衣帽和佩戴口罩的规定。	餐饮服务提供者
		402	供餐	1. 查看是否采取有效措施，防止供餐过程中食品受到污染。	（1）升降笼、食梯、滑道等传递设施应保持清洁。（2）供应非预包装食品，应使用清洁的托盘等工具，避免从业人员的手部直接接触食品。	餐饮服务提供者
				2. 查看供餐人员（服务员）个人卫生是否符合要求。	供餐人员（服务员）个人卫生应当符合本指南中804人员卫生的规定。	餐饮服务提供者
				3. 查看就餐区或者附近是否设置清洗设施。	就餐区或者就餐附近应当设置供用餐者清洗手部以及餐具、饮具的用水设施。	特定餐饮服务提供者（学校食堂）

续表

项目代码	项目	内容代码	内容	参考检查方法	相关说明	适用对象
4	备餐、供餐与配送	403	食品配送一般要求（含餐饮服务提供者原料运输要求）	1. 查看是否具备符合贮存、运输要求的设备。	贮存、运输对温度、湿度等有特殊要求的食品，应当配备保温、冷藏或者冷冻等设备设施，并保持有效运行。	餐饮服务提供者和网络餐饮服务第三方平台提供者
				2. 查看配送车辆及存放食品的车厢或配送箱（包）是否符合要求。	（1）配送食品的车辆与运输杀虫剂、杀鼠剂等有毒有害物品的车辆不得混用。 （2）配送高危易腐食品的，存放食品的车厢或配送箱（包）应具有保温、冷藏或热藏功能。 （3）存放食品的车厢或配送箱（包）应清洁。	餐饮服务提供者和网络餐饮服务第三方平台提供者

续表

项目代码	项目	内容代码	内容	参考检查方法	相关说明	适用对象
4	备餐、供餐与配送	403	食品配送一般要求（含餐饮服务提供者原料运输要求）	3. 查看与食品直接接触的配送容器是否符合要求。	（1）配送容器应专用、密闭，能够防止灰尘、雨水等污染，如：加盖的食品周转箱、保温箱等。 （2）配送容器内部结构应便于清洁，如：容器内部采用圆弧结构，避免死角，以便于开展清洁。 （3）配送前，盛放食品成品的容器（一次性的除外）应当清洁、消毒。	餐饮服务提供者和网络餐饮服务第三方平台提供者

项目代码	项目	内容代码	内容	参考检查方法	相关说明	适用对象
4	备餐、供餐与配送	403	食品配送一般要求（含餐饮服务提供者原料运输要求）	4. 查看食品配送过程是否符合要求。	（1）车厢和配送箱（包）内应当无杀虫剂、杀鼠剂、燃料等有毒有害物质。 （2）同一车厢或外卖箱（包）配送的食品与非食品包装材料等物品，不同存在形式的食品应分别存放于不同容器中，或进行独立包装，盛放容器和包装应严密。食品包装材料（如：洗涤剂、消毒剂、食品包装材料）盛放容器和包装应严密。 （3）运输食品的温度和湿度应符合食品安全相关要求。	餐饮服务提供者和网络餐饮服务第三方平台提供者
		404	中央厨房食品配送特殊要求	1. 查看中央厨房配送过程食品包装或盛放是否符合要求。	中央厨房配送的食品应有包装（如：密封塑袋包装）或使用密闭容器（如：加盖周转箱）盛放。容器材料应符合食品安全国家标准或有关规定。	特定餐饮服务提供者（中央厨房）

续表

项目代码	项目	内容代码	内容	参考检查方法	相关说明	适用对象
4	备餐、供餐与配送	404	中央厨房食品配送特殊要求	2. 查看中央厨房配送食品的包装或盛放容器标注信息是否符合要求。	中央厨房配送食品的包装或盛放容器上应标注以下信息： （1）中央厨房信息，包括中央厨房名称、地址、许可证号、联系方式等信息。 （2）配送的食品信息，包括食品名称、加工制作时间、冷冻或冷藏等特殊保存条件、保存期限等信息。 （3）餐饮门店加工制作要求等信息。	特定餐饮服务提供者（中央厨房）
		405	集体用餐配送单位配送食品特殊要求	查看集体用餐配送单位配送过程中，食品的盛放容器是否密闭，食品盛放容器上标注的信息是否符合要求。	（1）集体用餐配送单位配送的食品应使用密闭容器（如：保温箱、保温桶）盛放。 （2）容器上应标注食用时限，冷藏配送的还应标注食用方法（如彻底再加热后食用）。	特定餐饮服务提供者（集体用餐配送单位）

续表

项目代码	项目	内容代码	内容	参考检查方法	相关说明	适用对象
4	备餐、供餐与配送	406	餐饮外卖配送特殊要求	1. 查看送餐人员是否符合要求。	送餐人员应当保持个人卫生，穿着清洁工作服。	餐饮服务提供者和网络餐饮服务第三方平台提供者
				2. 查看需冷藏保存的外卖食品是否低温保存。	配送需要冷藏保存的冷菜、冷食品，配送箱（包）中应采取低温保存措施（如：加冰排、冰袋等），配送时还应与热食品分开存放，避免食品温度升高。	餐饮服务提供者和网络餐饮服务第三方平台提供者
5	餐用具清洗消毒	501	清洗	1. 查看和询问餐用具采用何种清洗方式，清洗水池是否专用，是否有明显标识，是否满足清洗需要。	餐用具清洗消毒水池应专用，与食品原料、清洁用具及接触非直接入口食品的工具、容器清洗水池分开。采用化学消毒的餐用具，其清洗水池应具备与消毒要求相符合的数量。	餐饮服务提供者

续表

项目代码	项目	内容代码	内容	参考检查方法	相关说明	适用对象
5	餐用具清洗消毒	501	清洗	2. 查看使用的洗涤剂包装标识是否齐全。 3. 查看和询问餐用具采用何种消毒方式。	（1）洗涤剂包装标识应包括产品名称、生产厂名称和厂址等内容。 （2）直接接触食品的，要查看包装上的A类或"可直接接触食品"标识。 （3）餐饮具消毒一般采用物理消毒和化学消毒两种方式。	餐饮服务提供者
		502	物理消毒	查看其消毒设施（包括一体化洗碗消毒机）是否正常运转并能满足消毒需要。	（1）物理消毒设备（如自动消毒碗柜等）应能正常运转。 （2）一体化洗碗机的消毒温度、时间等应确保消毒效果满足GB 14934《食品安全国家标准 消毒餐（饮）具》的要求。	餐饮服务提供者

续表

项目代码	项目	内容代码	内容	参考检查方法	相关说明	适用对象
5	餐用具清洗消毒	503	化学消毒	查看使用的消毒剂包装标识及配比说明，询问从业人员配制等具体操作方法，必要时进行消毒液浓度检测。	应配有含氯等消毒剂和水池等消毒设施设备。	餐饮服务提供者
		504	特定区域自行消毒	在包间、吧台等区域进行餐具清洗消毒的餐饮服务提供者，查看其是否按要求进行清洗消毒。	在包间、吧台等区域进行餐具清洗消毒的餐饮服务提供者，应符合本指南中501清洗、502物理消毒、503化学消毒的要求。	餐饮服务提供者
		505	保洁	1. 查看和询问保洁设施是否符合相关要求。	（1）消毒后的餐饮具应存放在保洁设施中。（2）保洁设施应清洁、专用、密闭，有明显区分标识。（3）使用敞开式的货架存放餐饮具，应采取防护措施，确保不会被蟑螂、老鼠、灰尘等污染。	餐饮服务提供者

项目代码	项目	内容代码	内容	参考检查方法	相关说明	适用对象
5	餐用具清洗消毒	505		2. 查看餐饮具是否清洁。	应符合 GB 14934《食品安全国家标准消毒餐（饮）具》的规定。表面光洁，不得附着食物残渣等异物，不得有油渍、泡沫、异味。	餐饮服务提供者
		506	集中清洗消毒	1. 查看餐饮具索证（营业执照）索票是否齐全。	使用集中消毒餐饮具的餐饮服务提供者，应查验、留存餐饮具集中消毒服务单位的营业执照复印件和消毒合格证明。保存期限不得少于消毒餐饮具使用期限到期后6个月。	餐饮服务提供者
				2. 查看餐饮具包装是否破损、是否符合标识要求、是否在使用期限内。	集中消毒餐饮具上应标注单位名称、地址、联系方式、消毒日期和批号以及使用期限等内容。	餐饮服务提供者
		507	一次性餐饮具	查看是否存在重复使用一次性餐饮具的现象。	一次性餐饮具不得重复使用。	餐饮服务提供者

项目代码	项目	内容代码	内容	参考检查方法	相关说明	适用对象
6	场所和设施清洁维护	601	场所设置	1. 现场查看（必要时询问）餐饮经营场所建设环境，是否有污染源、活禽；查看相加工、切配、烹饪和餐具清洗等需经常冲洗场所的地面、墙面、门窗、天花板等建筑结构是否坚固耐用，易于清洁。	设置的加工经营场所与许可设置的加工经营场所保持一致，与有毒、有害场所以其他污染源保持规定的距离，场所内禁止圈养、宰杀畜类动物，食品处理区应设置在室内，建筑结构符合要求。	餐饮服务提供者
				2. 查看场所及设施或设备布局情况，或依据询问及引导的实际使用路线为现场检查布作，查看布局是否合理。	（1）食品处理区应当按照原料进入、原料处理、加工制作，成品供应的顺序合理布局，并能避免食品接触有毒物、不洁物。	餐饮服务提供者

续表

项目 代码	项目	内容 代码	内容	参考检查方法	相关说明	适用对象
6	场所和设施清洁维护	601	场所设置		（2）实在无法分设时，应在不同时段分别运送原料、成品，使用后的餐饮具，或者使用无污染的方式覆盖运送成品。	餐饮服务提供者
				1.询问员工（尤其是直接接触入口食品的操作岗位的员工）如何洗手，必要时测试洗手或消毒设施是否能正常使用。	食品处理区应设置足够数量的洗手设施，其附近配备洗手液（皂）、消毒液、擦手纸、干手器等，从业人员专用洗手设施附近应有洗手方法标识。	
		602	设施设备	2.查看加工经营场所所有出入口、窗户、排气扇等设施是否完整，有效；是否存在有害生物活动迹象（如鼠粪、鼠咬痕等鼠迹，蟑尸、蟑粪、卵鞘等蟑迹）。	（1）食品加工经营区防尘、防蝇、防鼠，防虫设施应符合要求，能防止有害生物入侵。 （2）杀虫剂和杀鼠剂就餐场所，应在食品处理区和就餐场所放在食品处理区和就餐场所，应避免污染食品或食品用工具。	餐饮服务提供者

续表

项目代码	项目	内容代码	内容	参考检查方法	相关说明	适用对象
6	场所和设施清洁维护	602	设施设备	3. 查看特定餐饮服务提供者是否有杀虫剂和杀鼠剂的使用记录。	杀虫剂和杀鼠剂使用记录，包括受委托机构提供的记录。	特定餐饮服务提供者
				4. 现场查看食品相关产品是否符合相关要求，必要时查看产品标识、说明书，或产品检测报告。	工具、设备、容器、包装材料等应安全、无害，应无异味、脱落、变形等异常情况。	餐饮服务提供者
		603	场所和设施清洁维护	1. 查看或查询冷冻（藏）、保温、陈列、采光、通风等设施设备是否能正常使用。	（1）食品加工、贮存、陈列、采光等设施、设备运转正常，定期清洗、校验保温设施及冷冻（藏）设施。（2）食品处理区，尤其是加工操作台应有充足的自然采光或人工照明设施，光源不得改变食品的感官颜色。食品处理区应通风良好。	餐饮服务提供者

续表

项目代码	项目	内容代码	内容	参考检查方法	相关说明	适用对象
6	场所和设施清洁维护	603	场所和设施清洁维护	2. 查看特定餐饮服务提供者的设施设备维护记录。	特定餐饮服务提供者应有设施设备清洗校验记录。	特定餐饮服务提供者
	场所和设施清洁维护	604	场所卫生	1. 查看墙壁、天花板、门窗、地面、排水沟、操作台、食品加工用具等是否有破损、霉斑、积水、积油、污垢等。 2. 查看并询问卫生间设置位置及卫生情况。	加工经营场所应保持整洁：墙壁、天花板、门窗、排水沟、操作台、食品加工用具等设施设备应清洁，不得存在破损或脱落，地面有积水和积垢等可能影响食品加工经营安全的情形。 卫生间应当符合以下要求： (1) 不得设置在食品处理区内；出入口不应直对食品处理区；与外界相通的门能自动关闭。 (2) 出口附近应当设置洗手、干手设施。	餐饮服务提供者 餐饮服务提供者

续表

项目代码	项目	内容代码	内容	参考检查方法	相关说明	适用对象
6	场所和设施清洁维护	604	场所卫生		（3）有独立的排风装置，防臭装置，排污口应位于餐饮服务场所外。 （4）应及时清洁，并有清洁记录。	
		605	餐厨废弃物管理	查看并询问餐厨废弃物的存放及清理情况。	（1）应设有带盖子的废弃物存放容器，与食品加工制作容器应有明显的区分标识。 （2）废弃物应及时清理，不得溢出存放容器。 （3）与食品加工制作保持必要的距离，防止污染食品、水源、地面、食品接触面（包括接触食品的工作台面、工具、容器、包装材料等）。 （4）按照相关部门的要求处理餐厨废弃物。	餐饮服务提供者

续表

项目代码	项目	内容代码	内容	参考检查方法	相关说明	适用对象
7	食品安全管理	701	设立食品安全管理机构，配备人员	1. 从不同途径询问了解是否建立食品安全管理机构；是否留存食品安全管理人员任职等有关证明资料。2. 抽查考核食品安全管理人员是否掌握食品安全知识并询问其履职情况。	（1）应配备专职或兼职食品安全管理人员，其应经过食品安全知识培训和考核，掌握与其岗位相适应的食品安全法律、法规、标准和专业知识，具备食品安全管理能力。	餐饮服务企业
					（2）应配备专职食品安全管理人员，其应经过食品安全知识培训，考核合格并具有相应工作能力。	特定餐饮服务提供者和网络餐饮服务第三方平台提供者
					（3）应设立食品安全管理机构。	特定餐饮服务提供者（中央厨房、集体用餐配送单位、连锁餐饮企业总部）和网络餐饮服务第三方平台提供者

项目代码	项目	内容代码	内容	参考检查方法	相关说明	适用对象
7	食品安全管理	701	设立食品安全管理机构，配备人员		（4）应建立健全食品安全管理制度，明确各岗位的食品安全责任，强化过程管理。	餐饮服务企业
					（5）集中用餐单位应当执行原料控制、餐饮具清洗消毒、食品留样等制度，督促落实食品安全管理制度，承担管理责任。	集中用餐单位食堂
					（6）学校食堂应建立健全并落实食品安全管理制度，按照规定制定并执行场所及设施设备清洗消毒、维修保养校验、原料采购至供餐全过程控制管理、餐具饮具清洗消毒、食品添加剂使用管理等食品安全管理制度。	特定餐饮服务提供者（学校食堂）

续表

项目代码	项目	内容代码	内容	参考检查方法	相关说明	适用对象
7	食品安全管理	701	设立食品安全管理机构，配备人员	3. 查看有无食品安全事故处置预案。	应建立食品安全事故处置预案。	餐饮服务企业
		702	食品安全自查	1. 查看有无食品安全自查制度；是否按计划自查。	应建立食品安全自查制度，全面分析经营过程中的食品安全危害因素和风险点，确定食品安全自查项目和要求，建立自查清单，制定自查计划，并应如实记录。	餐饮服务提供者
				2. 查看有无食品安全自查记录并查看自查频次和内容是否符合相关规定；自查内容是否真实，反映管理现状，了解发现问题的整改情况。	（1）每年至少开展一次制度自查，国家食品安全相关法规文件发生变化时，应及时开展自查并修订。（2）获知食品安全风险信息后，应立即开展专项自查。	餐饮服务提供者

续表

项目代码	项目	内容代码	内容	参考检查方法	相关说明	适用对象
7	食品安全管理	702	食品安全自查		（3）在经营过程中应每周至少开展一次定期自查。	特定餐饮服务提供者
					（4）应每月开展一次定期自查。	特定餐饮服务提供者以外的餐饮服务提供者
		703	检验检测相关要求	1. 查看是否自行或委托具有资质的第三方机构对大宗食品原料、加工环境进行检测，制定检验检测计划。	（1）制定检验检测计划。	特定餐饮服务提供者
					（2）自行或委托具有资质的第三方机构定期对食品原料、加工环境等进行检验检测。	特定餐饮服务提供者（中央厨房和集体用餐配送单位）
				2. 查看有无检验检测人员培训和考核记录。	检验检测人员应经过培训和考核。	餐饮服务提供者
		704	食品安全追溯	查看是否建立食品安全追溯体系。	应当建立食品安全追溯体系，依照食品安全法的规定如实记录并保存进货查验等信息，保证食品可追溯。	餐饮服务提供者

续表

项目代码	项目	内容代码	内容	参考检查方法	相关说明	适用对象
8	人员管理	801	人员管理制度要求	查看是否制定从业人员健康管理制度。	应建立从业人员健康管理制度。	餐饮服务提供者
		802	人员健康管理	1. 抽查从业人员健康档案,查看健康证明是否在有效期内。 2. 抽查在岗从事接触直接入口食品工作的从业人员是否取得有效健康证明。 3. 查看每日健康检查(晨检)记录。 4. 查看有无患有碍食品安全病症或手部有伤口的从业人员从事接触直接入口食品的工作。	从事接触直接入口食品工作(包括从事清洁操作区内加工制作、切菜、配菜、烹饪、面点、饮料调配、传菜、餐饮具清洗消毒工作)的从业人员应取得健康证明,并应每年进行健康检查。 (1)食品安全管理人员应对从业人员组织开展每日健康检查,患有发热、腹泻、咽部炎症等病症及皮肤有伤口或感染的从业人员,应暂停从事接触直接入口食品的工作,待查明原因并将有碍食品安全的病症治愈后方可重新上岗。	餐饮服务提供者

续表

项目代码	项目	内容代码	内容	参考检查方法	相关说明	适用对象
8	人员管理	802	人员健康管理		（2）手部有伤口的从业人员，应佩戴一次性手套后，方可从事非接触直接入口食品的工作。	
		803	培训考核	1. 查看餐饮服务企业是否开展食品安全培训考核。2. 随机监督抽查考核食品安全管理人员是否掌握食品安全知识。	（1）餐饮服务企业应每年对其从业人员进行一次食品安全培训考核。（2）培训内容应符合食品安全要求。（3）随机对食品安全管理人员进行监督抽查考核。	餐饮服务企业
					（4）特定餐饮服务提供者应每半年对其从业人员进行一次或以上食品安全培训考核。	特定餐饮服务提供者

续表

项目代码	项目	内容代码	内容	参考检查方法	相关说明	适用对象
8	人员管理	804	人员卫生	抽查在岗从业人员，查看个人卫生状况和手部清洁状况。	（1）食品从业人员应保持个人卫生，从业人员不得留长指甲、涂指甲油。 （2）从业人员在加工制作食品前，应洗净手部，加工制作过程中，应保持手部清洁。 （3）从事接触直接入口食品工作的从业人员，加工制作食品前应洗净手部并进行手部消毒，手部清洗应符合相关要求，加工制作过程中，应保持手部清洁。 （4）从业人员手套佩戴前应对手部进行清洗消毒，手套应清洁、无破损，手套使用过程中，应定时更换。	餐饮服务提供者

续表

项目代码	项目	内容代码	内容	参考检查方法	相关说明	适用对象
8	人员管理	805	工作衣帽和佩戴口罩	1. 查看在岗从业人员工作衣帽的穿戴情况及工作服是否洁净。	（1）食品处理区内从业人员应穿戴清洁工作衣帽从事食品加工操作，头发和佩戴饰物不应外露。（2）工作服应定期、及时清洗和更换。	餐饮服务提供者
				2. 查看清洁操作区和其他操作区的从业人员工作服有无明显区分。	清洁操作区与其他操作区从业人员的工作服应有明显颜色或标识区分，清洁操作区从业人员从事入口食品加工制作前，应更换专用工作衣帽。	餐饮服务提供者

续表

项目代码	项目	内容代码	内容	参考检查方法	相关说明	适用对象
8	人员管理	805	工作衣帽和佩戴口罩	3. 查看专间及专区在岗从业人员口罩佩戴情况是否符合要求。	（1）专间加工制作人员应更换专用的工作衣帽并佩戴口罩。 （2）专区内从事下列活动的从业人员应佩戴清洁的口罩： ①现榨果蔬汁加工制作。 ②果蔬拼盘加工制作。 ③仅加工制作植物性冷食类食品（不含非发酵豆制品）。 ④对预包装食品进行拆封、装盘、调味等简单加工制作后即供应的。 ⑤调制供消费者直接食用的调味料。 ⑥备餐。	餐饮服务提供者

续表

项目代码	项目	内容代码	内容	参考检查方法	相关说明	适用对象
9	网络餐饮服务	901	网络餐饮服务第三方平台提供者（简称平台）、自建网站餐饮服务提供者备案	1. 查看监管部门的备案信息和通信主管部门批准的相关材料，确定平台是否按照要求进行备案。	（1）平台应在通信主管部门批准后30个工作日内，向所在地省级食品安全监管部门备案。 （2）平台设立从事网络餐饮服务分支机构的，应当在设立后30个工作日内，向所在地县级食品安全监管部门备案。	网络餐饮服务第三方平台提供者
			网络餐饮服务第三方平台提供者（简称平台）、自建网站餐饮服务提供者备案	2. 查看监管部门的备案信息和通信主管部门批准的相关材料，确定自建网站餐饮服务提供者是否按照要求进行备案。	自建网站餐饮服务提供者应当在通信主管部门批准后30个工作日内，向所在地县级食品安全监管部门备案。	餐饮服务提供者

续表

项目代码	项目	内容代码	内容	参考检查方法	相关说明	适用对象
9	网络餐饮服务	902	平台管理制度、机构和人员	查看平台上公开的信息和平台食品安全管理文件、培训记录是否符合要求。	（1）平台应当建立并执行入网餐饮服务提供者审查登记，违法行为制止及报告，严重违法行为停止平台服务、食品安全事故处置、消费者投诉举报处理等制度，并公开相关制度和投诉举报方式。 （2）平台应当妥善保存入网餐饮服务提供者的登记信息和交易信息。 （3）平台应当设置专门的食品安全管理机构，配备专职食品安全管理人员。 （4）平台应当每年对食品安全管理人员进行培训和考核，记录保存期限不得少于两年。	网络餐饮服务第三方平台提供者

续表

项目代码	项目	内容代码	内容	参考检查方法	相关说明	适用对象
9	网络餐饮服务	903	平台对入网餐饮服务提供者的审查	1. 查看平台数据库记录的入网审查、入网协议等信息是否符合要求。 2. 采用线上线下检查相结合的方式，抽查看平台上的入网餐饮服务提供者是否取得食品经营许可证。	（1）平台应当对入网餐饮服务提供者的食品经营许可证进行审查，并登记其名称、地址、法定代表人或者负责人及联系方式等信息。 （2）平台应当与入网餐饮服务提供者签订入网协议，明确双方食品安全管理责任。	网络餐饮服务第三方平台提供者
		904	平台信息公示	查看平台上公示的信息是否符合要求。	（1）平台应当在餐饮服务提供者和网络餐饮服务经营活动主页面公示餐饮服务提供者的名称、地址、食品经营许可证，公示信息应当真实。	餐饮服务提供者和网络餐饮服务第三方平台提供者
					（2）入网餐饮服务提供者应在网上公示菜品名称和主要原料名称，公示信息应当真实。	餐饮服务提供者

续表

项目代码	项目	内容代码	内容	参考检查方法	相关说明	适用对象
9	网络餐饮服务	905	平台对入网餐饮服务提供者违法行为自查和处置	查看平台数据库记录的抽查、监测、报告、停止平台服务等相关信息是否符合要求。	（1）平台应当对入网餐饮服务提供者的经营行为进行抽查和监测。（2）平台发现入网餐饮服务提供者存在违法行为，应当及时制止并立即报告食品安全监管部门；发现无证、假证、套证、超范围经营等违法行为的，应当立即停止平台相关服务。	网络餐饮服务第三方平台提供者
		906	数据保存和交易信息记录	查看平台数据库记录的订单信息是否符合要求。	平台和自建网站餐饮服务提供者应当如实记录网络餐订餐的订单信息，包括食品的名称、下单时间、送餐人员、信息保存时间不得少于6个月。	餐饮服务提供者和网络餐饮服务第三方平台提供者
		907	入网餐饮服务提供者要求	查看平台配送订单的餐饮服务提供者地址与线下实体店是否一致。	不得将订单委托其他食品经营者加工制作。	餐饮服务提供者

续表

项目代码	项目	内容代码	内容	参考检查方法	相关说明	适用对象
9	网络餐饮服务	908	送餐人员培训和管理	查看送餐人员培训记录是否符合要求。	餐饮服务提供者、网络餐饮服务第三方平台提供者应当加强对送餐人员的食品安全培训和管理。培训记录保存期限不得少于两年。	餐饮服务提供者和网络餐饮服务第三方平台提供者
		909	餐饮外卖配送	查看餐饮外卖配送人员、箱(包)、过程等是否符合要求。	餐饮外卖配送应当符合本指南中403食品配送一般要求(含餐配送要求)、406餐饮外卖配送者原料运输要求特殊要求。	餐饮服务提供者和网络餐饮服务第三方平台提供者

适用对象范围说明

餐饮服务提供者:包括社会餐饮服务经营者、单位食堂、中央厨房和集体用餐配送单位等。

餐饮服务企业:指具有《企业法人营业执照》的餐饮服务提供者。

特定餐饮服务提供者:包括学校(含托幼机构)食堂、养老机构食堂、医疗机构食堂、中央厨房、集体用餐配送单位、连锁餐饮企业等。

集中用餐单位食堂:包括学校食堂、托幼机构食堂、养老机构食堂、建筑工地食堂等。

餐饮服务食品安全监督检查参考要点表

（中大型社会餐饮服务提供者）

推荐的重点检查点位	项目序号	检查项目	检查序号	检查内容	检查结果	备注
信息公示区	1	信息公示	101	在吧台、就餐区等经营场所醒目位置公示食品经营许可证、上一次日常监督检查结果记录表。	□是□否	
	2	食品经营许可	201	食品经营许可证合法有效，经营地址（实体门店）、经营项目与食品经营许可证一致。	□是□否	
原料贮存区	3	原料贮存	301	同一库房内贮存不同类别的食品和非食品（如食品包装材料等），分设放区域，不同区域有明显的区分标识。	□是□否	
			302	冷冻（藏）设施正常运转，有正确显示设施内部温度的温度计或温度显示装置，设施内部温度符合规定。冷冻（藏）库使用防爆灯。	□是□否	
			303	设有存放食品添加剂的专柜（位），并标注"食品添加剂"字样。食品添加剂的标签上标注有使用范围、用量、使用方法等内容。	□是□否	

推荐的重点检查点位	项目序号	检查项目	检查序号	检查内容	检查结果	备注
原料贮存区	4	原料质量检查	401	食品具有正常的感官性状，无超过保质期、无腐败变质等异常情形。	□是□否	
			402	对变质、超过保质期或者回收的食品进行显著标示或者单独存放在有明确标志的场所，及时采取无害化处理、销毁等措施并如实记录。	□是□否	
粗加工区	5	场所卫生	501	场所内无污染源和活禽，地面、墙壁、门窗、天花板等无霉斑、污垢、积油、积水等情形。	□是□否	
	6	粗加工与切配	601	盛放或加工制作动物性、植物性、水产品等食品原料的工用具和容器分开使用，并有明显区分标识。	□是□否	
专间	7	场所布局	701	各专间有标明用途的明显标识。	□是□否	
			702	专间的门能自动闭合，窗户为封闭式（用于传递食品的除外），专间的门和食品传递窗口及时关闭。	□是□否	
	8	设施设备	801	专间内设有空气消毒、冷冻（藏）、独立的空调等设施，专间内温度不高于25℃。	□是□否	
	9	人员	901	专间内由专人加工制作。加工制作人员穿戴专用的工作衣帽、佩戴口罩并严格清洗消毒手部后进入专间。	□是□否	

推荐的重点检查点位	项目序号	检查项目	检查序号	检查内容	检查结果	备注
专间	10	加工制作	1001	生食类食品、裱花蛋糕、冷食类食品等的加工在专间内进行（可不在专间加工的情形除外）。	□是□否	
	11	废弃物要求	1101	专间内的废弃物容器的盖子为非手动开启式。	□是□否	
专用操作区	12	加工制作	1201	在专用操作区内从事备餐、制作现榨果蔬汁或果蔬拼盘、制作植物性冷食类食品（不含非发酵豆制品）及预包装食品的拆封、装盘、调味等加工制作。	□是□否	
	13	人员	1301	加工制作人员穿戴专用的工作衣帽并按规定佩戴口罩，加工制作前严格清洗消毒手部。	□是□否	
烹饪区	14	工具容器	1401	盛放调味料的容器表面清洁，加盖存放。	□是□否	
			1402	用于加工动物性、植物性、水产品等食品原料的容器、工用具分开使用，并有明显区分标识。	□是□否	
	15	防尘防有害生物设施	1501	配备防尘、防蝇、防鼠、防虫等设施设备。	□是□否	

推荐的重点检查点位	项目序号	检查项目	检查序号	检查内容	检查结果	备注
烹饪区	16	照明、通风排烟设施	1601	配备通风、排烟、充足的自然光或人工照明设施，定期清洁，光源不改变食品的感官颜色。	□是□否	
	17	加工制作	1701	未在餐饮加工场所贮存和添加由国务院食品安全监督管理部门会同国务院卫生行政等部门发布的非食品用化学物质和其他可能危害人体健康的物质。	□是□否	
			1702	油炸类食品、烧烤类食品、火锅类食品、糕点类食品、自制饮品等加工过程符合要求。	□是□否	
			1703	未超范围、超限量使用食品添加剂，准确称量和记录有"最大使用量"规定的食品添加剂。	□是□否	
			1704	未采购、贮存、使用亚硝酸盐（包括亚硝酸钠、亚硝酸钾）。	□是□否	
	18	食品留样	1801	集体聚餐人数超过100人或为重大活动供餐，每餐次食品成品留样，每个品种留样量不少于125克，并有留样记录。	□是□否	
	19	废弃物要求	1901	餐厨废弃物存放容器与食品加工制作容器有明显的区分标识，并及时清理，餐厨废弃物未溢出存放容器。存放废弃物的容器设有盖子。	□是□否	

推荐的重点检查点位	项目序号	检查项目	检查序号	检查内容	检查结果	备注
烹饪区	20	人员卫生	2001	从事接触直接入口食品的工作的从业人员,加工制作食品前对手部进行清洗消毒。	□是□否	
就餐区	21	场所卫生	2101	就餐场所卫生清洁。	□是□否	
			2102	预包装食品供应温度不超过标签标注温度上限的3℃。	□是□否	
	22	设施	2201	根据就餐区布局、面积合理使用防虫、防鼠等设施,场所无苍蝇、老鼠、蟑螂等。	□是□否	
餐用具清洗消毒区	23	清洗	2301	具有专用的餐用具清洗消毒水池,与食品原料、清洁用具及接触非直接入口食品的工具、容器清洗水池分开。	□是□否	
			2302	洗涤剂、消毒剂的包装上标识有产品名称、生产厂名和厂址等内容。	□是□否	
	24	消毒	2401	采用物理消毒的,消毒设备正常运转,消毒温度和时间符合相关要求。	□是□否	
			2402	采用化学消毒的,配有含氯等消毒剂和水池等消毒设施设备,消毒液配制行为和消毒液浓度符合相关要求。	□是□否	
餐用具保洁区	25	保洁设施	2501	消毒后的餐饮具存放在清洁、专用、密闭的保洁设施中,并有明显区分标识。	□是□否	
			2502	使用敞开式的货架存放餐饮具,采取防护措施。	□是□否	

续表

推荐的重点检查点位	项目序号	检查项目	检查序号	检查内容	检查结果	备注
卫生间	26	场所布局	2601	食品处理区内未设置卫生间。卫生间与外界直接相通的门能自动关闭。	□是□否	
	27	设施	2701	卫生间出口附近设有洗手、干手设施。	□是□否	
配送	28	设施设备	2801	贮存、运输对温度、湿度等有特殊要求的食品，具备保温、冷藏或者冷冻等设备设施，并保持有效运行。	□是□否	
			2802	使用专用的密闭容器和车辆配送食品。配送食品的车辆未与运输杀虫剂、杀鼠剂等有毒有害物品的车辆混用。	□是□否	
			2803	配送前，清洗消毒盛放食品成品的容器（一次性容器除外）。	□是□否	
	29	配送条件要求	2901	食品的配送温度和湿度符合食品安全要求。高危易腐食品采取低温保存措施。	□是□否	
	30	人员卫生	3001	送餐人员个人卫生良好。	□是□否	
文件保存区	31	文件与记录	3101	具有食品、食品添加剂、食品相关产品的随货证明文件、每笔购物或送货凭证。具有完整的进货查验记录。	□是□否	
			3102	采购畜禽肉类的，还具有动物产品检疫合格证明；采购猪肉的，还具有肉品品质检验合格证明。	□是□否	

推荐的重点 检查点位	项目 序号	检查 项目	检查 序号	检查内容	检查结果	备注
文件保存区	31	文件 与记 录	3103	使用集中消毒餐饮具的，具有集中消毒餐饮具企业的营业执照和产品的消毒合格证明。	□是□否	
			3104	有食品安全管理制度、食品安全追溯体系、设施设备清洗维护校验记录、从业人员每日健康检查（晨检）记录、食品安全自查记录（每月一次）、从业人员食品安全培训考核记录（每年一次）等。	□是□否	

餐饮服务食品安全监督检查参考要点表

（学校食堂）

推荐的重点检查点位	项目序号	检查项目	检查序号	检查内容	检查结果	备注
信息公示区	1	信息公示	101	在就餐区等经营场所醒目位置公示食品经营许可证、上一次日常监督检查结果记录表、从事接触直接入口食品工作的从业人员健康证明等。	□是□否	
			102	公示食品原料进货来源、供餐单位等信息。	□是□否	
	2	食品经营许可	201	食品经营许可证合法有效，实际经营地址、许可项目等事项与食品经营许可证一致。	□是□否	
原料贮存区	3	原料贮存	301	同一库房内贮存不同类别的食品和非食品（如食品包装材料等），分设存放区域，不同区域有明显的区分标识。	□是□否	
			302	冷冻（藏）设施正常运转，有正确显示设施内部温度的温度计或温度显示装置，设施内部温度符合规定。冷冻（藏）库使用防爆灯。	□是□否	

推荐的重点 检查点位	项目 序号	检查 项目	检查 序号	检查内容	检查结果	备注
原料贮存区	3	原料 贮存	303	设有存放食品添加剂的专柜（位），并标注"食品添加剂"字样。食品添加剂的标签上标注有使用范围、用量、使用方法等内容。	□是□否	
			304	中小学、幼儿园食堂未采购、贮存四季豆、鲜黄花菜、野生蘑菇、发芽土豆等高风险食品原料。	□是□否	
	4	原料 质量 检查	401	食品具有正常的感官性状，无超过保质期、无腐败变质等异常情形。	□是□否	
			402	对变质、超过保质期或者回收的食品进行显著标示或者单独存放在有明确标志的场所，及时采取无害化处理、销毁等措施并如实记录。	□是□否	
粗加工区	5	场所 卫生	501	场所内无污染源和活禽，地面、墙壁、门窗、天花板等无霉斑、污垢、积油、积水等情形。	□是□否	
	6	粗加 工 与切 配	601	盛放或加工制作动物性、植物性、水产品等食品原料的工用具和容器分开，使用并有明显区分标识。	□是□否	

推荐的重点检查点位	项目序号	检查项目	检查序号	检查内容	检查结果	备注
专间	7	场所布局	701	各专间有标明用途的明显标识。	□是□否	
			702	专间的门能自动闭合，窗户为封闭式（用于传递食品的除外），专间的门和食品传递窗口及时关闭。	□是□否	
	8	设施设备	801	专间内设有空气消毒、冷冻（藏）、独立的空调等设施，专间内温度不高于25℃。	□是□否	
	9	人员	901	专间内由专人加工制作。加工人员穿戴专用的工作衣帽、佩戴口罩并严格清洗消毒手部后进入专间。	□是□否	
	10	加工制作	1001	中小学、幼儿园食堂未制售冷荤类食品、生食类食品、裱花蛋糕。	□是□否	
	11	废弃物要求	1101	专间内的废弃物容器的盖子为非手动开启式。	□是□否	
专用操作区	12	加工制作	1201	在专用操作区内进行预包装食品的拆封、装盘、调味等加工制作。	□是□否	
			1202	设置专用的备餐间或者备餐操作区。	□是□否	
			1203	制定并在显著位置公示加工制作规范。	□是□否	
	13	人员	1301	加工制作人员穿戴专用的工作衣帽并按规定佩戴口罩，加工制作前严格清洗消毒手部。	□是□否	

续表

推荐的重点 检查点位	项目 序号	检查 项目	检查 序号	检查内容	检查结果	备注
烹饪区	14	工具容器	1401	盛放调味料的容器表面清洁,加盖存放。	□是□否	
			1402	用于加工动物性、植物性、水产品等食品原料的容器、工用具分开使用,并有明显区分标识。	□是□否	
	15	防尘、防有害生物设施	1501	配备防尘、防蝇、防鼠、防虫等设施设备,能够出具有害生物消杀记录。	□是□否	
	16	照明、通风排烟设施	1601	配备通风、排烟、充足的自然光或人工照明设施,定期清洁,光源不改变食品的感官颜色。	□是□否	
	17	加工制作	1701	未在餐饮加工场所贮存和添加由国务院食品安全监督管理部门会同国务院卫生行政等部门发布的非食品用化学物质和其他可能危害人体健康的物质。	□是□否	
			1702	油炸类食品、烧烤类食品、糕点类食品、自制饮品等加工过程符合要求。	□是□否	
			1703	未超范围、超限量使用食品添加剂,准确称量和记录有"最大使用量"规定的食品添加剂。	□是□否	

推荐的重点 检查点位	项目 序号	检查 项目	检查 序号	检查内容	检查结果	备注
烹饪区	17	加工 制作	1704	未采购、贮存、使用亚硝酸盐（包括亚硝酸钠、亚硝酸钾）。	□是□否	
	18	食品 留样	1801	对每餐次加工制作的每种食品成品进行留样，每个品种留样量不少于125克，并有留样记录。	□是□否	
	19	废弃 物要 求	1901	餐厨废弃物存放容器与食品加工制作容器有明显的区分标识，并及时清理，餐厨废弃物未溢出存放容器。存放废弃物的容器设有盖子。	□是□否	
	20	人员 卫生	2001	从事接触直接入口食品的工作的从业人员，加工制作食品前对手部进行清洗消毒。	□是□否	
就餐区	21	场所 卫生	2101	就餐场所卫生清洁。	□是□否	
			2102	从业人员未有在食堂内吸烟等行为。	□是□否	
	22	设施	2201	根据就餐区布局、面积合理使用防虫、防鼠等设施，场所无苍蝇、老鼠、蟑螂等。	□是□否	
			2202	就餐区或就餐区附近设有供用餐者清洗手部以及餐具、饮具的用水设施。	□是□否	

推荐的重点检查点位	项目序号	检查项目	检查序号	检查内容	检查结果	备注
餐用具清洗消毒区	23	清洗	2301	具有专用的餐用具清洗消毒水池，与食品原料、清洁用具及接触非直接入口食品的工具、容器清洗水池分开。	□是□否	
			2302	洗涤剂、消毒剂的包装上标识有产品名称、生产厂名和厂址等内容。	□是□否	
	24	消毒	2401	采用物理消毒的，消毒设备能正常运转，消毒温度和时间符合相关要求。	□是□否	
			2402	采用化学消毒的，配有含氯等消毒剂和水池等消毒设施设备，消毒液配制行为和消毒液浓度符合相关要求。	□是□否	
餐用具保洁区	25	保洁设施	2501	消毒后的餐饮具存放在清洁、专用、密闭的保洁设施中，并有明显区分标识。	□是□否	
			2502	使用敞开式的货架存放餐饮具，采取防护措施。	□是□否	
文件保存区	26	文件与记录	2601	具有食品、食品添加剂、食品相关产品的随货证明文件、每笔购物或送货凭证。具有完整的进货查验记录。	□是□否	
			2602	采购畜禽肉类的，还具有动物产品检疫合格证明；采购猪肉的，还具有肉品品质检验合格证明。	□是□否	

续表

推荐的重点 检查点位	项目 序号	检查 项目	检查 序号	检查内容	检查结果	备注
文件保存区	26	文件 与记 录	2603	有食品安全管理制度、食品安全追溯体系、供货者评价和退出制度、加工操作规程、设施设备清洗维护校验记录、从业人员每日健康检查（晨检）记录、食品安全自查记录（每周一次）、从业人员食品安全培训考核记录（每半年一次）等。	□是□否	

餐饮服务食品安全监督检查参考要点表

（中央厨房和集体用餐配送单位）

推荐的重点检查点位	项目序号	检查项目	检查序号	检查内容	检查结果	备注
信息公示区	1	信息公示	101	在经营场所醒目位置公示食品经营许可证、上一次日常监督检查结果记录表。	□是□否	
	2	食品经营许可	201	食品经营许可证合法有效，经营地址、许可项目与食品经营许可证一致。	□是□否	
原料贮存区	3	原料贮存	301	同一库房内贮存不同类别的食品和非食品（如食品包装材料等），分设存放区域，不同区域有明显的区分标识。	□是□否	
			302	冷冻（藏）设施正常运转，有正确显示设施内部温度的温度计或温度显示装置，设施内部温度符合规定。冷冻（藏）库使用防爆灯。	□是□否	
			303	设有存放食品添加剂的专柜（位），并标注"食品添加剂"字样。食品添加剂的标签上标注有使用范围、用量、使用方法等内容。	□是□否	

推荐的重点检查点位	项目序号	检查项目	检查序号	检查内容	检查结果	备注
原料贮存区	4	原料质量检查	401	食品具有正常的感官性状，无超过保质期、无腐败变质等异常情形。	□是□否	
			402	对变质、超过保质期或者回收的食品进行显著标示或者单独存放在有明确标志的场所，及时采取无害化处理、销毁等措施并如实记录。	□是□否	
粗加工区	5	场所卫生	501	场所内无污染源和活禽，地面、墙壁、门窗、天花板等无霉斑、污垢、积油、积水等情形。	□是□否	
	6	粗加工与切配	601	盛放或加工制作动物性、植物性、水产品等食品原料的工用具和容器分开使用，并有明显区分标识。	□是□否	
专间烹饪区	7	场所布局	701	各专间有标明用途的明显标识。	□是□否	
			702	专间的门能自动闭合，窗户为封闭式（用于传递食品的除外），专间的门和食品传递窗口及时关闭。	□是□否	
	8	设施设备	801	专间内设有空气消毒、冷冻（藏）、独立的空调等设施，专间内温度不高于25℃。	□是□否	
	9	人员	901	专间内由专人加工制作。加工人员穿戴专用的工作衣帽、佩戴口罩并严格清洗消毒手部后进入专间。	□是□否	

推荐的重点检查点位	项目序号	检查项目	检查序号	检查内容	检查结果	备注
专间烹饪区	10	加工制作	1001	生食类食品、裱花蛋糕、冷食类食品等的加工在专间内进行（可不在专间加工的情形除外）。	□是□否	
			1002	食品的冷却、分装等在专间内进行。	□是□否	
	11	废弃物要求	1101	专间内的废弃物容器的盖子为非手动开启式。	□是□否	
	12	工具容器	1201	盛放调味料的容器表面清洁，加盖存放。	□是□否	
			1202	用于加工动物性、植物性、水产品等食品原料的容器、工用具分开使用，并有明显区分标识。	□是□否	
	13	防尘、防有害生物设施	1301	配备防尘、防蝇、防鼠、防虫等设施设备，能够出具有害生物消杀记录。	□是□否	
	14	照明、通风排烟设施	1401	配备通风、排烟、充足的自然光或人工照明设施，定期清洁，光源不改变食品的感官颜色。	□是□否	

续表

推荐的重点 检查点位	项目 序号	检查 项目	检查 序号	检查内容	检查结果	备注
专间烹饪区	15	加工 制作	1501	未在餐饮加工场所贮存和添加由国务院食品安全监督管理部门会同国务院卫生行政等部门发布的非食品用化学物质和其他可能危害人体健康的物质。	□是□否	
			1502	油炸类食品、烧烤类食品、糕点类食品、自制饮品等加工过程符合要求。	□是□否	
			1503	未超范围、超限量使用食品添加剂,准确称量和记录有"最大使用量"规定的食品添加剂。	□是□否	
			1504	未采购、贮存、使用亚硝酸盐(包括亚硝酸钠、亚硝酸钾)。	□是□否	
	16	食品 留样	1601	对加工制作的每餐次食品成品进行留样,每个品种留样量不少于125克,并有留样记录。	□是□否	
	17	人员 卫生	1701	从事接触直接入口食品的工作的从业人员,加工制作食品前对手部进行清洗消毒。	□是□否	
餐用具清洗 消毒区	18	清洗	1801	具有专用的餐用具清洗消毒水池,与食品原料、清洁用具及接触非直接入口食品的工具、容器清洗水池分开。	□是□否	
			1802	洗涤剂、消毒剂的包装上标识有产品名称、生产厂名和厂址等内容。	□是□否	

推荐的重点检查点位	项目序号	检查项目	检查序号	检查内容	检查结果	备注
餐用具清洗消毒区	19	消毒	1901	采用物理消毒的，消毒设备正常运转，消毒温度和时间符合相关要求。	□是□否	
			1902	采用化学消毒的，配有含氯等消毒剂和水池等消毒设施设备，消毒液配制行为和消毒液浓度符合相关要求。	□是□否	
餐用具保洁区	20	保洁设施	2001	消毒后的餐饮具存放在清洁、专用、密闭的保洁设施中，并有明显区分标识。	□是□否	
			2002	使用敞开式的货架存放餐饮具，采取防护措施。	□是□否	
配送	21	设施设备	2101	贮存、运输对温度、湿度等有特殊要求的食品，具备保温、冷藏或者冷冻等设备设施，并保持有效运行。	□是□否	
			2102	使用专用的密闭容器和车辆配送食品。配送食品的车辆未与运输杀虫剂、杀鼠剂等有毒有害物品的车辆混用。	□是□否	
			2103	配送前，清洗消毒盛放食品成品的容器（一次性容器除外）。	□是□否	
			2104	中央厨房配送的食品应有包装（如密封塑袋包装）或使用密闭容器（如加盖周转箱）盛放。容器材料应符合食品安全国家标准或有关规定。	□是□否	

续表

推荐的重点检查点位	项目序号	检查项目	检查序号	检查内容	检查结果	备注
			2105	中央厨房配送食品的包装或容器上标注有中央厨房的名称、地址、许可证号、联系方式、以及食品名称、加工制作时间、保存条件、保存期限、加工制作要求等。	□是□否	
			2106	集体用餐配送单位配送的食品有包装或使用密闭容器盛放，容器上标注食用时限和食用方法。	□是□否	
	22	配送条件要求	2201	食品的配送温度和湿度符合食品安全要求。高危易腐食品采取低温保存措施。	□是□否	
	23	人员卫生	2301	配送人员个人卫生良好。	□是□否	
文件保存区	24	文件与记录	2401	具有食品、食品添加剂、食品相关产品的随货证明文件、每笔购物或送货凭证。具有完整的进货查验记录。	□是□否	
			2402	采购畜禽肉类的，还具有动物产品检疫合格证明；采购猪肉的，还具有肉品品质检验合格证明。	□是□否	

推荐的重点检查点位	项目序号	检查项目	检查序号	检查内容	检查结果	备注
			2403	有食品安全管理制度、食品安全追溯体系、供货者评价和退出制度、加工操作规程、设施设备清洗维护校验记录、从业人员每日健康检查（晨检）记录、食品安全自查记录（每周一次）、从业人员食品安全培训考核记录（每半年一次）等。	□是□否	
			2404	设立食品安全管理机构，配备专职食品安全管理人员。	□是□否	
			2405	具有检验检测计划，定期对大宗食品原料、加工制作环境等自行或委托具有资质的第三方机构进行检验检测。能够出具检验检测报告或记录。	□是□否	

学校食品安全与营养健康管理规定

（中华人民共和国教育部　中华人民共和国国家市场监督管理总局　中华人民共和国国家卫生健康委员会令第45号，《学校食品安全与营养健康管理规定》已经2018年8月20日教育部第20次部务会议、2018年12月18日国家市场监督管理总局第9次局务会议和2019年2月2日国家卫生健康委员会第12次委主任会议审议通过，自2019年4月1日起施行）

第一章　总　　则

第一条　为保障学生和教职工在校集中用餐的食品安全与营养健康，加强监督管理，根据《中华人民共和国食品安全法》（以下简称食品安全法）、《中华人民共和国教育法》《中华人民共和国食品安全法实施条例》等法律法规，制定本规定。

第二条　实施学历教育的各级各类学校、幼儿园（以下统称学校）集中用餐的食品安全与营养健康管理，适用本规定。

本规定所称集中用餐是指学校通过食堂供餐或者外购食品（包括从供餐单位订餐）等形式，集中向学生和教职工提供食品的行为。

第三条　学校集中用餐实行预防为主、全程监控、属地管理、学校落实的原则，建立教育、食品安全监督管理、卫生健康等部门分工负责的工作机制。

第四条　学校集中用餐应当坚持公益便利的原则，围绕采购、贮存、加工、配送、供餐等关键环节，健全学校食品安全风险防控体系，保障食品安全，促进营养健康。

第五条　学校应当按照食品安全法律法规规定和健康中国战略

要求，建立健全相关制度，落实校园食品安全责任，开展食品安全与营养健康的宣传教育。

第二章　管理体制

第六条　县级以上地方人民政府依法统一领导、组织、协调学校食品安全监督管理工作以及食品安全突发事故应对工作，将学校食品安全纳入本地区食品安全事故应急预案和学校安全风险防控体系建设。

第七条　教育部门应当指导和督促学校建立健全食品安全与营养健康相关管理制度，将学校食品安全与营养健康管理工作作为学校落实安全风险防控职责、推进健康教育的重要内容，加强评价考核；指导、监督学校加强食品安全教育和日常管理，降低食品安全风险，及时消除食品安全隐患，提升营养健康水平，积极协助相关部门开展工作。

第八条　食品安全监督管理部门应当加强学校集中用餐食品安全监督管理，依法查处涉及学校的食品安全违法行为；建立学校食堂食品安全信用档案，及时向教育部门通报学校食品安全相关信息；对学校食堂食品安全管理人员进行抽查考核，指导学校做好食品安全管理和宣传教育；依法会同有关部门开展学校食品安全事故调查处理。

第九条　卫生健康主管部门应当组织开展校园食品安全风险和营养健康监测，对学校提供营养指导，倡导健康饮食理念，开展适应学校需求的营养健康专业人员培训；指导学校开展食源性疾病预防和营养健康的知识教育，依法开展相关疫情防控处置工作；组织医疗机构救治因学校食品安全事故导致人身伤害的人员。

第十条　区域性的中小学卫生保健机构、妇幼保健机构、疾病预防控制机构，根据职责或者相关主管部门要求，组织开展区域内学校食品安全与营养健康的监测、技术培训和业务指导等工作。

鼓励有条件的地区成立学生营养健康专业指导机构，根据不同年龄阶段学生的膳食营养指南和健康教育的相关规定，指导学校开展学生营养健康相关活动，引导合理搭配饮食。

第十一条 食品安全监督管理部门应当将学校校园及周边地区作为监督检查的重点，定期对学校食堂、供餐单位和校园内以及周边食品经营者开展检查；每学期应当会同教育部门对本行政区域内学校开展食品安全专项检查，督促指导学校落实食品安全责任。

第三章　学校职责

第十二条 学校食品安全实行校长（园长）负责制。

学校应当将食品安全作为学校安全工作的重要内容，建立健全并落实有关食品安全管理制度和工作要求，定期组织开展食品安全隐患排查。

第十三条 中小学、幼儿园应当建立集中用餐陪餐制度，每餐均应当有学校相关负责人与学生共同用餐，做好陪餐记录，及时发现和解决集中用餐过程中存在的问题。

有条件的中小学、幼儿园应当建立家长陪餐制度，健全相应工作机制，对陪餐家长在学校食品安全与营养健康等方面提出的意见建议及时进行研究反馈。

第十四条 学校应当配备专（兼）职食品安全管理人员和营养健康管理人员，建立并落实集中用餐岗位责任制度，明确食品安全与营养健康管理相关责任。

有条件的地方应当为中小学、幼儿园配备营养专业人员或者支持学校聘请营养专业人员，对膳食营养均衡等进行咨询指导，推广科学配餐、膳食营养等理念。

第十五条 学校食品安全与营养健康管理相关工作人员应当按照有关要求，定期接受培训与考核，学习食品安全与营养健康相关法律、法规、规章、标准和其他相关专业知识。

第十六条 学校应当建立集中用餐信息公开制度，利用公共信息平台等方式及时向师生家长公开食品进货来源、供餐单位等信息，组织师生家长代表参与食品安全与营养健康的管理和监督。

第十七条 学校应当根据卫生健康主管部门发布的学生餐营养指南等标准，针对不同年龄段在校学生营养健康需求，因地制宜引导学生科学营养用餐。

有条件的中小学、幼儿园应当每周公布学生餐带量食谱和营养素供给量。

第十八条 学校应当加强食品安全与营养健康的宣传教育，在全国食品安全宣传周、全民营养周、中国学生营养日、全国碘缺乏病防治日等重要时间节点，开展相关科学知识普及和宣传教育活动。

学校应当将食品安全与营养健康相关知识纳入健康教育教学内容，通过主题班会、课外实践等形式开展经常性宣传教育活动。

第十九条 中小学、幼儿园应当培养学生健康的饮食习惯，加强对学生营养不良与超重、肥胖的监测、评价和干预，利用家长学校等方式对学生家长进行食品安全与营养健康相关知识的宣传教育。

第二十条 中小学、幼儿园一般不得在校内设置小卖部、超市等食品经营场所，确有需要设置的，应当依法取得许可，并避免售卖高盐、高糖及高脂食品。

第二十一条 学校在食品采购、食堂管理、供餐单位选择等涉及学校集中用餐的重大事项上，应当以适当方式听取家长委员会或者学生代表大会、教职工代表大会意见，保障师生家长的知情权、参与权、选择权、监督权。

学校应当畅通食品安全投诉渠道，听取师生家长对食堂、外购食品以及其他有关食品安全的意见、建议。

第二十二条 鼓励学校参加食品安全责任保险。

第四章　食堂管理

第二十三条　有条件的学校应当根据需要设置食堂，为学生和教职工提供服务。

学校自主经营的食堂应当坚持公益性原则，不以营利为目的。实施营养改善计划的农村义务教育学校食堂不得对外承包或者委托经营。

引入社会力量承包或者委托经营学校食堂的，应当以招投标等方式公开选择依法取得食品经营许可、能承担食品安全责任、社会信誉良好的餐饮服务单位或者符合条件的餐饮管理单位。

学校应当与承包方或者受委托经营方依法签订合同，明确双方在食品安全与营养健康方面的权利和义务，承担管理责任，督促其落实食品安全管理制度、履行食品安全与营养健康责任。承包方或者受委托经营方应当依照法律、法规、规章、食品安全标准以及合同约定进行经营，对食品安全负责，并接受委托方的监督。

第二十四条　学校食堂应当依法取得食品经营许可证，严格按照食品经营许可证载明的经营项目进行经营，并在食堂显著位置悬挂或者摆放许可证。

第二十五条　学校食堂应当建立食品安全与营养健康状况自查制度。经营条件发生变化，不再符合食品安全要求的，学校食堂应当立即整改；有发生食品安全事故潜在风险的，应当立即停止食品经营活动，并及时向所在地食品安全监督管理部门和教育部门报告。

第二十六条　学校食堂应当建立健全并落实食品安全管理制度，按照规定制定并执行场所及设施设备清洗消毒、维修保养校验、原料采购至供餐全过程控制管理、餐具饮具清洗消毒、食品添加剂使用管理等食品安全管理制度。

第二十七条　学校食堂应当建立并执行从业人员健康管理制

度和培训制度。患有国家卫生健康委规定的有碍食品安全疾病的人员，不得从事接触直接入口食品的工作。从事接触直接入口食品工作的从业人员应当每年进行健康检查，取得健康证明后方可上岗工作，必要时应当进行临时健康检查。

学校食堂从业人员的健康证明应当在学校食堂显著位置进行统一公示。

学校食堂从业人员应当养成良好的个人卫生习惯，加工操作直接入口食品前应当洗手消毒，进入工作岗位前应当穿戴清洁的工作衣帽。

学校食堂从业人员不得有在食堂内吸烟等行为。

第二十八条　学校食堂应当建立食品安全追溯体系，如实、准确、完整记录并保存食品进货查验等信息，保证食品可追溯。鼓励食堂采用信息化手段采集、留存食品经营信息。

第二十九条　学校食堂应当具有与所经营的食品品种、数量、供餐人数相适应的场所并保持环境整洁，与有毒、有害场所以及其他污染源保持规定的距离。

第三十条　学校食堂应当根据所经营的食品品种、数量、供餐人数，配备相应的设施设备，并配备消毒、更衣、盥洗、采光、照明、通风、防腐、防尘、防蝇、防鼠、防虫、洗涤以及处理废水、存放垃圾和废弃物的设备或者设施。就餐区或者就餐区附近应当设置供用餐者清洗手部以及餐具、饮具的用水设施。

食品加工、贮存、陈列、转运等设施设备应当定期维护、清洗、消毒；保温设施及冷藏冷冻设施应当定期清洗、校验。

第三十一条　学校食堂应当具有合理的设备布局和工艺流程，防止待加工食品与直接入口食品、原料与成品或者半成品交叉污染，避免食品接触有毒物、不洁物。制售冷食类食品、生食类食品、裱花蛋糕、现榨果蔬汁等，应当按照有关要求设置专间或者专用操作区，专间应当在加工制作前进行消毒，并由专人加工操作。

第三十二条　学校食堂采购食品及原料应当遵循安全、健康、符合营养需要的原则。有条件的地方或者学校应当实行大宗食品公开招标、集中定点采购制度，签订采购合同时应当明确供货者食品安全责任和义务，保证食品安全。

第三十三条 学校食堂应当建立食品、食品添加剂和食品相关产品进货查验记录制度，如实准确记录名称、规格、数量、生产日期或者生产批号、保质期、进货日期以及供货者名称、地址、联系方式等内容，并保留载有上述信息的相关凭证。

进货查验记录和相关凭证保存期限不得少于产品保质期满后六个月；没有明确保质期的，保存期限不得少于二年。食用农产品的记录和凭证保存期限不得少于六个月。

第三十四条 学校食堂采购食品及原料，应当按照下列要求查验许可相关文件，并留存加盖公章（或者签字）的复印件或者其他凭证：

（一）从食品生产者采购食品的，应当查验其食品生产许可证和产品合格证明文件等；

（二）从食品经营者（商场、超市、便利店等）采购食品的，应当查验其食品经营许可证等；

（三）从食用农产品生产者直接采购的，应当查验并留存其社会信用代码或者身份证复印件；

（四）从集中交易市场采购食用农产品的，应当索取并留存由市场开办者或者经营者加盖公章（或者负责人签字）的购货凭证；

（五）采购肉类的应当查验肉类产品的检疫合格证明；采购肉类制品的应当查验肉类制品的检验合格证明。

第三十五条 学校食堂禁止采购、使用下列食品、食品添加剂、食品相关产品：

（一）超过保质期的食品、食品添加剂；

（二）腐败变质、油脂酸败、霉变生虫、污秽不洁、混有异物、掺假掺杂或者感官性状异常的食品、食品添加剂；

（三）未按规定进行检疫或者检疫不合格的肉类，或者未经检验或者检验不合格的肉类制品；

（四）不符合食品安全标准的食品原料、食品添加剂以及消毒剂、洗涤剂等食品相关产品；

（五）法律、法规、规章规定的其他禁止生产经营或者不符合食品安全标准的食品、食品添加剂、食品相关产品。

学校食堂在加工前应当检查待加工的食品及原料，发现有前款规定情形的，不得加工或者使用。

第三十六条 学校食堂提供蔬菜、水果以及按照国际惯例或者民族习惯需要提供的食品应当符合食品安全要求。

学校食堂不得采购、贮存、使用亚硝酸盐（包括亚硝酸钠、亚硝酸钾）。

中小学、幼儿园食堂不得制售冷荤类食品、生食类食品、裱花蛋糕，不得加工制作四季豆、鲜黄花菜、野生蘑菇、发芽土豆等高风险食品。省、自治区、直辖市食品安全监督管理部门可以结合实际制定本地区中小学、幼儿园集中用餐不得制售的高风险食品目录。

第三十七条 学校食堂应当按照保证食品安全的要求贮存食品，做到通风换气、分区分架分类、离墙离地存放、防蝇防鼠防虫设施完好，并定期检查库存，及时清理变质或者超过保质期的食品。

贮存散装食品，应当在贮存位置标明食品的名称、生产日期或者生产批号、保质期、生产者名称以及联系方式等内容。用于保存食品的冷藏冷冻设备，应当贴有标识，原料、半成品和成品应当分柜存放。

食品库房不得存放有毒、有害物品。

第三十八条 学校食堂应当设置专用的备餐间或者专用操作区，制定并在显著位置公示人员操作规范；备餐操作时应当避免食品受到污染。食品添加剂应当专人专柜（位）保管，按照有关规定做到标识清晰、计量使用、专册记录。

学校食堂制作的食品在烹饪后应当尽量当餐用完，需要熟制的食品应当烧熟煮透。需要再次利用的，应当按照相关规范采取热藏或者冷藏方式存放，并在确认没有腐败变质的情况下，对需要加热的食品经高温彻底加热后食用。

第三十九条 学校食堂用于加工动物性食品原料、植物性食品原料、水产品原料、半成品或者成品等的容器、工具应当从形状、材质、颜色、标识上明显区分，做到分开使用，固定存放，用后洗净并保持清洁。

学校食堂的餐具、饮具和盛放或者接触直接入口食品的容器、工具，使用前应当洗净、消毒。

第四十条 中小学、幼儿园食堂应当对每餐次加工制作的每种食品成品进行留样，每个品种留样量应当满足检验需要，不得少于125克，并记录留样食品名称、留样量、留样时间、留样人员等。留样食品应当由专柜冷藏保存48小时以上。

高等学校食堂加工制作的大型活动集体用餐，批量制售的热食、非即做即售的热食、冷食类食品、生食类食品、裱花蛋糕应当按照前款规定留样，其他加工食品根据相关规定留样。

第四十一条 学校食堂用水应当符合国家规定的生活饮用水卫生标准。

第四十二条 学校食堂产生的餐厨废弃物应当在餐后及时清除，并按照环保要求分类处理。

食堂应当设置专门的餐厨废弃物收集设施并明显标识，按照规定收集、存放餐厨废弃物，建立相关制度及台账，按照规定交由符合要求的生活垃圾运输单位或者餐厨垃圾处理单位处理。

第四十三条 学校食堂应当建立安全保卫制度，采取措施，禁止非食堂从业人员未经允许进入食品处理区。

学校在校园安全信息化建设中，应当优先在食堂食品库房、烹饪间、备餐间、专间、留样间、餐具饮具清洗消毒间等重点场所实现视频监控全覆盖。

第四十四条 有条件的学校食堂应当做到明厨亮灶，通过视频或者透明玻璃窗、玻璃墙等方式，公开食品加工过程。鼓励运用互联网等信息化手段，加强对食品来源、采购、加工制作全过程的监督。

第五章 外购食品管理

第四十五条 学校从供餐单位订餐的，应当建立健全校外供餐管理制度，选择取得食品经营许可、能承担食品安全责任、社会信誉良好的供餐单位。

学校应当与供餐单位签订供餐合同（或者协议），明确双方食品安全与营养健康的权利和义务，存档备查。

第四十六条 供餐单位应当严格遵守法律、法规和食品安全标准，当餐加工，并遵守本规定的要求，确保食品安全。

第四十七条 学校应当对供餐单位提供的食品随机进行外观查验和必要检验，并在供餐合同（或者协议）中明确约定不合格食品的处理方式。

第四十八条 学校需要现场分餐的，应当建立分餐管理制度。在教室分餐的，应当保障分餐环境卫生整洁。

第四十九条 学校外购食品的，应当索取相关凭证，查验产品包装标签，查看生产日期、保质期和保存条件。不能即时分发的，应当按照保证食品安全的要求贮存。

第六章 食品安全事故调查与应急处置

第五十条 学校应当建立集中用餐食品安全应急管理和突发事故报告制度，制定食品安全事故处置方案。发生集中用餐食品安全事故或者疑似食品安全事故时，应当立即采取下列措施：

（一）积极协助医疗机构进行救治；

（二）停止供餐，并按照规定向所在地教育、食品安全监督管理、卫生健康等部门报告；

（三）封存导致或者可能导致食品安全事故的食品及其原料、工具、用具、设备设施和现场，并按照食品安全监督管理部门要求采取控制措施；

（四）配合食品安全监管部门进行现场调查处理；

（五）配合相关部门对用餐师生进行调查，加强与师生家长联系，通报情况，做好沟通引导工作。

第五十一条 教育部门接到学校食品安全事故报告后，应当立即赶往现场协助相关部门进行调查处理，督促学校采取有效措施，防止事故扩大，并向上级人民政府教育部门报告。

学校发生食品安全事故需要启动应急预案的，教育部门应当立即向同级人民政府以及上一级教育部门报告，按照规定进行处置。

第五十二条 食品安全监督管理部门会同卫生健康、教育等部门依法对食品安全事故进行调查处理。

县级以上疾病预防控制机构接到报告后应当对事故现场进行卫生处理，并对与事故有关的因素开展流行病学调查，及时向同级食品安全监督管理、卫生健康等部门提交流行病学调查报告。

学校食品安全事故的性质、后果及其调查处理情况由食品安全监督管理部门会同卫生健康、教育等部门依法发布和解释。

第五十三条 教育部门和学校应当按照国家食品安全信息统一公布制度的规定建立健全学校食品安全信息公布机制，主动关注涉及本地本校食品安全舆情，除由相关部门统一公布的食品安全信息外，应当准确、及时、客观地向社会发布相关工作信息，回应社会关切。

第七章 责任追究

第五十四条 违反本规定第二十五条、第二十六条、第二十七条第一款、第三十三条，以及第三十四条第（一）项、第（二）

项、第（五）项，学校食堂（或者供餐单位）未按规定建立食品安全管理制度，或者未按规定制定、实施餐饮服务经营过程控制要求的，由县级以上人民政府食品安全监督管理部门依照食品安全法第一百二十六条第一款的规定处罚。

违反本规定第三十四条第（三）项、第（四）项，学校食堂（或者供餐单位）未查验或者留存食用农产品生产者、集中交易市场开办者或者经营者的社会信用代码或者身份证复印件或者购货凭证、合格证明文件的，由县级以上人民政府食品安全监督管理部门责令改正；拒不改正的，给予警告，并处5000元以上3万元以下罚款。

第五十五条 违反本规定第三十六条第二款，学校食堂（或者供餐单位）采购、贮存亚硝酸盐（包括亚硝酸钠、亚硝酸钾）的，由县级以上人民政府食品安全监督管理部门责令改正，给予警告，并处5000元以上3万元以下罚款。

违反本规定第三十六条第三款，中小学、幼儿园食堂（或者供餐单位）制售冷荤类食品、生食类食品、裱花蛋糕，或者加工制作四季豆、鲜黄花菜、野生蘑菇、发芽土豆等高风险食品的，由县级以上人民政府食品安全监督管理部门责令改正；拒不改正的，给予警告，并处5000元以上3万元以下罚款。

第五十六条 违反本规定第四十条，学校食堂（或者供餐单位）未按要求留样的，由县级以上人民政府食品安全监督管理部门责令改正，给予警告；拒不改正的，处5000元以上3万元以下罚款。

第五十七条 有食品安全法以及本规定的违法情形，学校未履行食品安全管理责任，由县级以上人民政府食品安全管理部门会同教育部门对学校主要负责人进行约谈，由学校主管教育部门视情节对学校直接负责的主管人员和其他直接责任人员给予相应的处分。

实施营养改善计划的学校违反食品安全法律法规以及本规定的，应当从重处理。

第五十八条 学校食品安全的相关工作人员、相关负责人有下列行为之一的，由学校主管教育部门给予警告或者记过处分；情节较重的，应当给予降低岗位等级或者撤职处分；情节严重的，应当给予开除处分；构成犯罪的，依法移送司法机关处理：

（一）知道或者应当知道食品、食品原料劣质或者不合格而采购的，或者利用工作之便以其他方式谋取不正当利益的；

（二）在招投标和物资采购工作中违反有关规定，造成不良影响或者损失的；

（三）怠于履行职责或者工作不负责任、态度恶劣，造成不良影响的；

（四）违规操作致使师生人身遭受损害的；

（五）发生食品安全事故，擅离职守或者不按规定报告、不采取措施处置或者处置不力的；

（六）其他违反本规定要求的行为。

第五十九条 学校食品安全管理直接负责的主管人员和其他直接责任人员有下列情形之一的，由学校主管教育部门会同有关部门视情节给予相应的处分；构成犯罪的，依法移送司法机关处理：

（一）隐瞒、谎报、缓报食品安全事故的；

（二）隐匿、伪造、毁灭、转移不合格食品或者有关证据，逃避检查、使调查难以进行或者责任难以追究的；

（三）发生食品安全事故，未采取有效控制措施、组织抢救工作致使食物中毒事态扩大，或者未配合有关部门进行食物中毒调查、保留现场的；

（四）其他违反食品安全相关法律法规规定的行为。

第六十条 对于出现重大以上学校食品安全事故的地区，由国务院教育督导机构或者省级人民政府教育督导机构对县级以上地方人民政府相关负责人进行约谈，并依法提请有关部门予以追责。

第六十一条 县级以上人民政府食品安全监督管理、卫生健康、教育等部门未按照食品安全法等法律法规以及本规定要求履行监督管理职责，造成所辖区域内学校集中用餐发生食品安全事故的，应当依据食品安全法和相关规定，对直接负责的主管人员和其他直接责任人员，给予相应的处分；构成犯罪的，依法移送司法机关处理。

第八章 附 则

第六十二条 本规定下列用语的含义：

学校食堂，指学校为学生和教职工提供就餐服务，具有相对独立的原料存放、食品加工制作、食品供应及就餐空间的餐饮服务提供者。

供餐单位，指根据服务对象订购要求，集中加工、分送食品但不提供就餐场所的食品经营者。

学校食堂从业人员，指食堂中从事食品采购、加工制作、供餐、餐饮具清洗消毒等与餐饮服务有关的工作人员。

现榨果蔬汁，指以新鲜水果、蔬菜为主要原料，经压榨、粉碎等方法现场加工制作的供消费者直接饮用的果蔬汁饮品，不包括采用浓浆、浓缩汁、果蔬粉调配成的饮料。

冷食类食品、生食类食品、裱花蛋糕的定义适用《食品经营许可管理办法》的有关规定。

第六十三条 供餐人数较少，难以建立食堂的学校，以及以简单加工学生自带粮食、蔬菜或者以为学生热饭为主的小规模农村学校的食品安全，可以参照食品安全法第三十六条的规定实施管理。

对提供用餐服务的教育培训机构，可以参照本规定管理。

第六十四条 本规定自2019年4月1日起施行，2002年9月20日教育部、原卫生部发布的《学校食堂与学生集体用餐卫生管理规定》同时废止。

学生餐营养指南

（原国家卫生和计划生育委员会于2017年8月1日发布，于2018年2月1日施行）

1 范围

本标准规定了6~17岁中小学生全天即一日三餐能量和营养素供给量、食物的种类和数量以及配餐原则等。

本标准适用于为中小学生供餐的学校食堂或供餐单位。

2 术语和定义

2.1 学生餐 school meals

由学校食堂或供餐单位为在校学生提供的早餐、午餐或晚餐。

2.2 带量食谱 quantified recipe

以餐次为单位，用表格形式提供的含有食物名称、原料种类及数量、供餐时间和烹调方式的一组食物搭配组合的食谱。

3 学生餐营养标准

3.1 全天能量和营养素供给量

不同年龄段学生的全天能量和营养素供给量见表1。

表1　每人每天能量和营养素供给量

能量及营养素（单位）	6~8岁		9~11岁		12~14岁		15~17岁	
	男	女	男	女	男	女	男	女
能量 kcal（MJ）	1700（7.11）	1550（6.48）	2100（8.78）	1900（7.94）	2450（10.24）	2100（8.78）	2900（12.12）	2350（9.82）
蛋白质（g）	40	40	50	50	65	60	75	60
脂肪供能比（%E）	占总能量的20%~30%							

续表

能量及营养素（单位）	6~8岁	9~11岁	12~14岁	15~17岁	
碳水化合物供能比（%E）	占总能量的50%~65%				
钙（mg）	750	850	950	800	
铁（mg）	12	14	18	18	
锌（mg）	6.5	8.0	10.5	9.0	11.5	8.5
维生素A（μgRAE）	450	550	720	630	820	630
维生素B₁（mg）	0.9	1.1	1.4	1.2	1.6	1.3
维生素B₂（mg）	0.9	1.1	1.4	1.2	1.6	1.3
维生素C（mg）	60	75	95	100	
能量及营养素（单位）	6~8岁	9~11岁	12~14岁	15~17岁	
膳食纤维（g）	20	20	20	25	

注：能量供给量应达到标准值的90%~110%，蛋白质应达到标准值的80%~120%。

3.2 每人全天的食物种类及数量

一日三餐应提供谷薯类、新鲜蔬菜水果、鱼禽肉蛋类、奶类及大豆类等四类食物中的三类及以上，尤其是早餐。

不同年龄段学生的全天各类食物的供给量的标准见表2。

表2 每人每天食物种类及数量

单位：g

	食物种类	6~8岁	9~11岁	12~14岁	15~17岁
谷薯类	谷薯类	250~300	300~350	350~400	350~400
蔬菜水果类	蔬菜类	300~350	350~400	400~450	450~500
	水果类	150~200	200~250	250~300	300~350
鱼禽肉蛋类	畜禽肉类	30~40	40~50	50~60	60~70
	鱼虾类	30~40	40~50	50~60	50~60
	蛋类	50	50	75	75

续表

	食物种类	6~8岁	9~11岁	12~14岁	15~17岁
奶、大豆类及坚果	奶及奶制品	200	200	250	250
	大豆类及其制品和坚果	30	35	40	50
植物油		25	25	30	30
盐		5	5	5	6

注1：均为可食部分生重。

注2：谷薯类包括各种米、面、杂粮、杂豆及薯类等。

注3：大豆包括黄豆、青豆和黑豆，大豆制品以干黄豆计。

3.3 三餐比例

早餐、午餐、晚餐提供的能量和营养素应分别占全天总量的25%~30%、35%~40%、30%~35%。

3.4 每人每天早餐的食物种类和数量

不同年龄段学生每人每天早餐的食物种类和数量见表3。

表3 每人每天早餐的食物种类及数量

单位：g

	食物种类	6~8岁	9~11岁	12~14岁	15~17岁
谷薯类	谷薯类	75~90	90~105	105~120	105~120
蔬菜水果类	蔬菜类	90~105	105~120	120~135	130~150
	水果类	45~60	60~75	75~90	90~105
鱼禽肉蛋类	畜禽肉类	9~12	12~15	15~18	18~21
	鱼虾类	9~12	12~15	15~18	15~18
	蛋类	15	15	25	25
奶、大豆类及坚果	奶及奶制品	60	60	75	75
	大豆类及其制品和坚果	9	11	12	15
植物油		5	5	5	5
盐		1.5	1.5	1.5	2

3.5 每人每天午餐、晚餐的食物种类和数量

不同年龄段学生每人每天午餐、晚餐的食物种类和数量见表4。

表4　每人每天午餐、晚餐的食物种类及数量

单位：g

	食物种类	6~8岁	9~11岁	12~14岁	15~17岁
谷薯类	谷薯类	100~120	120~140	140~160	140~160
蔬菜水果类	蔬菜类	120~140	140~160	160~180	180~200
	水果类	60~80	80~100	100~120	120~140
鱼禽肉蛋类	畜禽肉类	12~16	16~20	20~24	24~28
	鱼虾类	12~16	16~20	20~24	20~24
	蛋类	20	20	30	30
奶、大豆类及坚果	奶及奶制品	80	80	100	100
	大豆类及其制品和坚果	30	35	40	50
植物油		10	10	10	15
盐		2	2	2	2.5

4　配餐原则

4.1　品种多样

4.1.1　食物互换

在满足中小学生生长发育所需能量和营养素需要的基础上，参考附录A进行食物互换，做到食物多样，适时调配，注重营养与口味相结合。

4.1.2　谷薯类

包括米、面、杂粮和薯类等，可用杂粮或薯类部分替代米或面，避免长期提供一种主食。

4.1.3　蔬菜水果类

每天提供至少3种以上新鲜蔬菜，一半以上为深绿色、红色、橙色、紫色等深色蔬菜，适量提供菌藻类。有条件的地区每天提供

至少一种新鲜水果。

4.1.4　鱼禽肉蛋类

禽肉与畜肉互换，鱼与虾、蟹等互换，各种蛋类互换。优先选择水产类或禽类；畜肉以瘦肉为主，少提供肥肉。每周提供1次动物肝脏，每人每次20~25g。蛋类可分一日三餐提供，也可集中于某一餐提供。

4.1.5　奶类及大豆

平均每人每天提供200~300g（一袋/盒）牛奶或相当量的奶制品，如酸奶。每天提供各种大豆或大豆制品，如黄豆、豆腐、豆腐干、腐竹、豆腐脑等。奶及奶制品可分一日三餐提供，也可集中于某一餐提供。

4.2　预防缺乏

参考附录B，经常提供下列矿物质和维生素含量丰富的食物：

——富含钙的食物：奶及奶制品、豆类、虾皮、海带、芝麻酱等。

——富含铁的食物：动物肝脏、瘦肉、动物血、木耳等；同时搭配富含维生素C的食物，如深绿色的新鲜蔬菜和水果。

——富含维生素A的食物：动物肝脏、海产品、蛋类、深色蔬菜和水果等。

如果日常食物提供的营养素不能满足学生生长发育的需求，可鼓励使用微量营养素强化食物，如强化面粉或大米、强化酱油或强化植物油等。

4.3　控油限盐

学生餐要清淡，每人每天烹调油用量不超过30g；控制食盐摄入，包括酱油和其他食物的食盐在内，提供的食盐不超过每人每天6g。

4.4　三餐时间

早餐以安排在6：30~8：30、午餐11：30~13：30、晚餐17：30~19：30之间进行为宜。

4.5　因地制宜

根据当地的食物品种、季节特点和饮食习惯等具体情况，结合中小学生营养健康状况和身体活动水平配餐。以周为单位，平均每日供应量达到标准的要求。参考附录 C，向学生和家长公布每天的带量食谱。

5　合理烹调

蔬菜应先洗后切。烹调以蒸、炖、烩、炒为主；尽量减少煎、炸等可能产生有毒有害物质的烹调方式。烹调好的食品不应存放过久。

不制售冷荤凉菜。

6　学生餐管理

学生餐相关从业人员应接受合理配餐和食品安全培训。在供餐学校及单位中开展形式多样的营养与健康知识宣传教育；并积极创造条件配备专职或兼职营养专业人员。

营养与健康学校建设指南

（国家市场监督管理总局2021年6月24日发布）

第一章　总　　则

第一条　根据《"健康中国2030"规划纲要》《健康中国行动（2019—2030）》和《国民营养计划（2017—2030）》的要求，为指导和规范营养与健康学校建设，制定本指南。

第二条　本指南适用于全日制普通中、小学校营养与健康学校的建设，普通高校、中等职业学校、幼儿园建设营养与健康学校可参照执行。

第二章　基本要求

第三条　学校食堂和校外供餐单位要依法取得食品经营许可证。

第四条　连续3年未发生因自身原因引起的突发公共卫生事件，连续2年未受过相关的行政处罚。

第五条　严格遵守国家相关法律法规，禁止非法交易、食用野生动物，落实卫生防疫相关规定和要求。

第三章　组织管理

第六条　按照《中华人民共和国食品安全法》及其实施条例、《中华人民共和国教育法》《学校卫生工作条例》《学校食品安全与营养健康管理规定》《关于落实主体责任强化校园食品安全管理的指导意见》《餐饮服务食品安全操作规范》等相关法律法规，制定营养与健康相关规章制度。

第七条 将营养与健康学校建设纳入到工作规划，并提供人员、资金等保障。

第八条 设立由学校领导、后勤、工会和食堂管理等部门人员组成的营养与健康学校工作领导小组，学校主要领导担任负责人。

第九条 建立防范和抵制食物浪费制度，并采取措施予以落实。

第四章　健康教育

第十条 建立健全健康教育制度，拓展健康教育课程资源。将食品安全、合理膳食、卫生防疫、科学运动、口腔健康、视力保护、心理健康等纳入健康教育教学内容，完善并实施教学评价与质量监控。

营造珍惜食物、节约为荣的氛围。重点培养学生珍惜食物的认识，不偏食不挑食，读懂食品标签标识，养成勤俭节约的良好习惯。

第十一条 明确健康教育课程课时安排。以班级为单位的健康教育课程开课率达到100%，每学期至少6学时。

第十二条 配备有资质的专（兼）职健康教育教师，定期接受相关培训。

第十三条 依托"5·20"中国学生营养日、"师生健康中国健康"主题健康教育等重要时间节点和活动，多渠道、多形式对学生、教师和家长开展主题健康教育活动。

第十四条 鼓励学校设立健康社团，班（年）级设立健康兴趣小组，开展健康讲座和实践活动，每年至少组织一次相关活动。

第五章　食品安全

第十五条 学校食堂和校外供餐单位要建立健全食品安全管理

制度，并在显著位置公示。定期开展食品安全自查，发现问题和隐患立即整改，并保留自查和整改记录。

第十六条　学校食堂和校外供餐单位要严格按照《餐饮服务食品安全操作规范》要求，严格执行进货查验、集中用餐信息公开和食品留样等制度，规范食品加工制作过程，确保提供的餐饮符合食品安全要求。

第十七条　学校食堂要建立食品安全追溯体系，鼓励采用信息化手段，采集、留存食品原料采购、食品贮存及食品加工制作等信息，保证食品可追溯。

第十八条　学校食堂要实施"明厨亮灶"，鼓励运用"互联网＋明厨亮灶"加强对食品加工制作全过程的监督。

第十九条　学校食堂和校外供餐单位要配备有资质的专（兼）职食品安全管理人员，定期接受有关部门组织的食品安全、营养健康、卫生防疫等方面的培训与考核。

第二十条　建立学校相关负责人陪餐制度和家长陪餐制度。制定陪餐计划，明确陪餐人员和要求，做好陪餐记录。

第二十一条　学校食堂内不同类别的食品原料、半成品、成品要分开存放。盛放容器和加工制作工具要分类（色标）管理、分开使用，定位存放。

第二十二条　学校食堂要设置专用的备餐间或操作区，并在显著位置公示人员操作规范。校外供餐单位要提供备餐、分餐、送餐温度和时间等记录。

第二十三条　学校食堂和校外供餐单位的餐具饮具要使用物理高温消毒。

第二十四条　学校食堂要实施分餐制度，提高餐饮健康安全水平，要求学生餐一人一份（套）餐具、一人一份（套）饭菜，实现餐具、菜（饮）品等不交叉、无混用的餐饮方式。座位间要保持一定距离，避免高密度聚集用餐。

第六章　膳食营养保障

第二十五条　不得在校内设置小卖部、超市等食品经营场所，不得售卖高盐、高糖及高脂的食品和酒精饮料。不得对含糖饮料、调味面制品等零食进行广告宣传。

第二十六条　学校食堂和校外供餐单位要根据当地学生营养健康状况和饮食习惯搭配学生餐，做到营养均衡；制定食谱和菜品目录，每周公示带量食谱和营养素供给量，带量食谱定期更换。

第二十七条　学生餐每餐供应的食物要包括谷薯杂豆类、蔬菜水果类、水产畜禽蛋类、奶及大豆类等4类食物中的3类及以上。食物种类每天至少达到12种，每周至少25种。

第二十八条　学生餐要采用合理的烹调方法，尽量减少煎、炸等可能产生有毒有害物质的烹调方式。采取有效措施，逐步降低盐、油和糖的用量。

第二十九条　按照《餐饮食品营养标识指南》对所提供的餐饮食品进行营养标示；学校食堂和校外供餐单位提供自制饮料或甜品时，要标示添加糖含量。

第三十条　学校食堂和校外供餐单位要配备有资质的专（兼）职营养指导人员。营养指导人员需要具备为不同人群提供营养配餐的能力，指导采购、配料、加工和营养标示，制定食谱和菜品目录，开展营养健康教育，指导食堂分餐员帮助学生合理选餐。

定期组织学校食堂和校外供餐单位负责人、营养指导人员、食堂从业人员等进行营养健康知识和传染病防控技能培训。学校食堂和校外供餐单位负责人、营养指导人员、食堂从业人员需要接受食品安全及营养健康、卫生防疫以及食物采购、储藏、烹饪和"三减"等方面的重点培训，每年度不少于20学时；食堂炊事员需要接受低盐、低油、低糖菜品制作技能培训。

每年组织一次学校食堂和校外供餐单位负责人、营养指导人员、食堂从业人员的岗位能力自我测评和考核。

第七章　营养健康状况监测

第三十一条　建立健全学生健康体检制度，了解学生膳食、体重、骨骼、口腔、视力、脊柱、心理等状况，建立学生健康档案，将体检结果及时反馈家长，提出有针对性、有效的综合干预措施。

第三十二条　在显著位置摆放身高和体重测量工具，张贴自测自评方法，并定期维护。

第八章　突发公共卫生事件应急

第三十三条　建立突发公共卫生事件报告制度，设立专（兼）职报告人。

制定学校突发公共卫生事件应急处置预案和规程。

第三十四条　定期开展学校突发公共卫生事件应急处置、防控知识及技能宣传和培训。每学年至少开展一次突发公共卫生事件应急演练。

第九章　运动保障

第三十五条　宣传科学运动理念和方法，培养运动健身习惯，实施学生体重管理，构建体医融合模式。

第三十六条　学校体育场地设施配备要达到国家标准，按照体育与健康课程标准及有关规定开齐开足体育课。

第三十七条　学生每天在校需要进行至少1小时符合要求的阳光体育运动，包括但不限于拉伸练习、平衡灵敏协调练习、心肺耐力练习、力量练习、脊柱健康练习和骨质增强型运动。

第三十八条　学生需要掌握1~2项运动技能。

学生体质健康标准测试优良率小学达到80%以上、初中75%

以上、普通高中及中等职业学校70%以上。

第三十九条 建立健全体育教师健康教育培训和考核制度。

第十章 卫生环境建设

第四十条 开展新时代校园爱国卫生运动，改善校园环境卫生，整治校园整体环境。建立生活垃圾分类制度，实施生活垃圾分类管理。

第四十一条 改善教学设施和条件，为学生提供符合用眼卫生要求的学习环境。严格按照建设标准，落实教室、图书馆（阅览室）、宿舍等采光和照明要求，使用有利于视力健康的照明设备。教室照明达标率达100%。

第四十二条 坚持实施眼保健操等护眼措施，提醒学生采用正确的执笔姿势。要科学合理使用电子产品，教学和布置作业不依赖电子产品，使用电子产品开展教学时长原则上不超过教学总时长的30%。

第四十三条 采购符合标准的可调节课桌椅，每间教室内至少配置2种不同高低型号，教室内学生应当每人一张。根据学生座位视角、教室采光照明状况、学生视力变化情况及卫生防疫要求，每月调整学生座位与间隔距离，每学期个性化调整学生课桌椅高度，使其适应学生生长发育变化。

第四十四条 向学生提供免费、充足、符合卫生标准的白开水或直饮水。盛装开水的器皿（如保温桶等）要定期清洗消毒并加盖上锁。教室或宿舍桶装饮用水要符合相关标准要求，饮用水机等涉水产品要依法取得卫生健康行政部门许可批件。

第四十五条 按照学生与教职员工数量，配备洗手、消毒设施或用品。

第四十六条 建设无烟校园，校园内全面禁止吸烟，设置禁止吸烟标识。

第十一章　附　则

第四十七条　本指南由国家卫生健康委、教育部、市场监管总局和体育总局依职责负责解释。

第四十八条　本指南自发布之日起施行。

《营养与健康学校建设指南》问答

（国家市场监督管理总局2021年6月24日发布）

一、实施《营养与健康学校建设指南》的目的和意义是什么？

《营养与健康学校建设指南》（以下简称《指南》）的制定将促进营养与健康的理念融入公共政策制定实施的全过程，其目的和意义在于：一是适应儿童青少年生长发育需要，关注生命全周期、健康全过程，从食品安全、合理膳食、科学运动、口腔健康、视力保护和心理健康等多个维度提出规范化要求，以全面促进学生健康；二是推动学校营养与健康工作，以中小学校为突破口，通过建设和推广，营造校园健康氛围，引导师生不断增强营养与健康意识；三是通过营养与健康学校这一窗口，搭建从学校到家庭再到社会的传递链，传播正确的健康知识和行为，加快全社会形成健康生活方式。

二、《指南》制定依据是什么？

本指南制定依据为《国民营养计划（2017—2030）》中的学生营养改善行动、《健康中国行动（2019—2030）》中"中小学校健康促进行动"和"合理膳食行动"有关要求，以及《中华人民共和国食品安全法》及其实施条例、《中华人民共和国教育法》《学校卫生工作条例》《学校食品安全与营养健康管理规定》《关于落实主体责任强化校园食品安全管理的指导意见》《餐饮服务食品安全操作规范》等相关法律法规。

三、《指南》制定原则是什么？

《指南》的制定遵循以下三个原则：

一是科学性原则。《指南》参考国内外法律法规、标准、指南和有关文献资料，结合调研情况和专家意见，科学确定内容框架，并进行详细地说明。二是协调一致性原则。《指南》与我国现行食品安全、食品卫生有关的法律法规及标准协调一致。三是前瞻性与可行性相结合的原则。《指南》制定既考虑了营养与健康学校建设的发展，又考虑了我国目前大多数学校的现状，是当前国情、社情下前瞻性与可行性相结合的产物。

四、《指南》是强制性执行文件吗？

《指南》是作为学校开展营养与健康宣传教育、合理膳食指导、创建健康氛围等相关工作的技术性文件，鼓励学校参与，不是所有学校强制性执行。但是，如要建设营养与健康学校，则应当依据本《指南》全面落实相关要求。

五、其他国家是否有开展营养与健康学校建设类似的活动？

1995年，世界卫生组织提出健康促进学校的理念，并在全球范围内积极倡导、推广，发布系列指南指导全球学校开展健康促进学校的创建工作。2006年，世界卫生组织提出"营养友好学校倡议"，为以校园为基础的项目提供框架，并为多部门合作提供可持续机制，包括5个核心内容和26项核心标准，目前已在18个国家开展试点。从发达国家的实践来看，美国的《健康、无饥饿儿童法案》、欧盟的《欧洲健康学校午餐的营养标准》、澳大利亚的《全国健康学校食堂指南》、日本的《学校供餐法》《学校给食卫生管理标准》等对营养健康学校建设提出了明确要求。

六、我国是否有开展营养与健康学校建设类似的活动？

1995年起，我国积极响应世界卫生组织倡导的学校健康新理念，北京、广东、浙江和江苏等省份相继开展健康促进学校试点工作。2006年起，中国学生营养与健康促进会持续在全国开展了"营养与健康学校"创建工作。2011年起，中国学生营养与健康促进会联合中国关心下一代工作委员会共同推进此项工作。2016年，原国家卫生计生委发布《健康促进学校规范》（WS/T 495—2016）。2017年，中国疾病预防控制中心营养与健康所在我国8个省（区、市）的部分中小学启动"营养校园"试点创建工作。

前期营养与健康学校类似的建设主要侧重健康环境营造、健康技能培养和卫生服务等方面，在膳食营养保障、食品安全、营养健康教育、运动保障等方面相对不足，《指南》弥补了相关内容的缺失。

七、《指南》的主要内容是什么？

《指南》规定了建设营养与健康学校在基本要求、组织管理、健康教育、食品安全、膳食营养保障、营养健康状况监测、突发公共卫生事件应急、运动保障、卫生环境建设等九个方面的内容。

八、《指南》发布后将如何使用？

《指南》由国家卫生健康委、教育部、市场监管总局和体育总局联合发布并组织推进实施，鼓励各地各类学校自愿参与。《指南》的发布旨在规范学校营养与健康相关管理行为，推动学校营养与健康工作，全面促进学生健康。营养与健康学校建设工作由地方各部门结合当地实际情况开展，各省卫生健康行政部门、教育部门、市场监管部门和体育部门会同有关部门可采取多种形式推动营养与健康学校建设。

九、《指南》与《营养健康食堂建设指南》和《餐饮食品营养标识指南》三者之间的关系如何？

《指南》与《营养健康食堂建设指南》和《餐饮食品营养标识指南》，三者相辅相成；同时在适用对象、基本内容方面又存在差别。

在适用对象方面，《指南》适用于全日制普通中、小学校营养与健康学校，普通高校、中等职业学校、幼儿园营养与健康学校参照执行；《营养健康食堂建设指南》适用于食品经营主体业态中的餐饮服务经营者；而《餐饮食品营养标识指南》适用于各类餐饮服务经营者和单位食堂制作并提供给消费者的食品。

在主要内容方面，《指南》规定了建设营养与健康学校在基本要求、组织管理、健康教育、食品安全、膳食营养保障、营养健康状况监测、突发公共卫生事件应急、运动保障、卫生环境建设等九个方面的内容；营养与健康学校的食堂，作为集体食堂的一类，也应当符合《营养健康食堂建设指南》相关基本要求；同时，学校食堂按照《餐饮食品营养标识指南》对菜品进行营养标示，也是《指南》对营养与健康学校建设提出的基本要求之一。

附录A
（资料性附录）
主要食物互换表

主要食物互换表见表A.1~A.7。

表A.1　能量含量相当于 50g 大米、面的谷薯类

单位：g

食物名称	重量	食物名称	重量	食物名称	重量
稻米或面粉	50	米饭	籼米150，粳米110	米粥	375
米粉	50	馒头	80	面条（挂面）	50
面条（切面）	60	花卷	80	烙饼	70
烧饼	60	面包	55	饼干	40
鲜玉米（市售）	350	红薯、白薯（生）	190		

表A.2　可食部相当于 100g 的蔬菜

单位：g

食物名称	重量	食物名称	重量	食物名称	重量
白萝卜	105	菠菜、油菜、小白菜	120	番茄	100
甘蓝	115	甜椒	120	大白菜	115
黄瓜	110	芹菜	150	茄子	110
蒜苗	120	冬瓜	125	菜花	120
韭菜	110	莴笋	160		

表A.3　可食部相当于 100g 的水果

单位：g

食物名称	重量	食物名称	重量	食物名称	重量
苹果	130	柑橘、橙	130	梨	120
香蕉	170	桃	120	西瓜	180
鲜枣	115	柿子	115	葡萄	115
菠萝	150	草莓	105	猕猴桃	120

表 A.4 可食部相当于 50g 鱼肉的鱼虾类

单位：g

食物名称	重量	食物名称	重量	食物名称	重量
草鱼	85	大黄鱼	75	鲤鱼	90
带鱼	65	鲢鱼	80	鲅鱼	60
鲫鱼	95	平鱼	70	武昌鱼	85
墨鱼	70	虾	80	蛤蜊	130

表 A.5 蛋白质含量相当于 50g 瘦猪肉的禽畜肉

单位：g

食物名称	重量	食物名称	重量	食物名称	重量
瘦猪肉（生）	50	羊肉（生）	50	猪排骨（生）	85
整鸡、鸭、鹅（生）	50	肉肠（火腿肠）	85	酱肘子	35
瘦牛肉（生）	50	鸡胸	40	酱牛肉	35

表 A.6 蛋白质含量相当于 50g 干黄豆的大豆制品

单位：g

食物名称	重量	食物名称	重量	食物名称	重量
大豆（干黄豆）	50	豆腐（北）	145	豆腐（南）	280
内酯豆腐	350	豆腐干	110	豆浆	730
豆腐丝	80	腐竹	35		

表 A.7 蛋白质含量相当于 100g 鲜牛奶的奶类

单位：g

食物名称	重量	食物名称	重量	食物名称	重量
鲜牛奶（羊奶）	100	奶粉	15	酸奶	100
奶酪	10				

附录B
（资料性附录）
常见富含营养素的食物

常见富含主要营养素的食物见表B.1~B.4。

表B.1　常见优质蛋白质含量较高的食物及其蛋白质含量

单位：g/100g可食部

食物名称	含量	食物名称	含量	食物名称	含量
瘦猪肉	20.3	牛肉	19.9	鸡胸脯肉	19.4
羊肉	19.0	草鱼	16.6	鲤鱼	17.6
海虾	16.8	鸡蛋	13.3	牛奶	3.0
黄豆	35.0	豆腐（北）	12.2	豆腐（南）	6.2

表B.2　常见铁含量较高的食物及其铁含量

单位：g/100g可食部

食物名称	含量	食物名称	含量	食物名称	含量
猪肝	22.6	鸡肝	12.0	羊肝	7.5
牛肝	6.6	瘦猪肉	3.0	鸭血（白鸭）	30.5
虾米（海米）	11.0	黑木耳（干）	97.4	黄豆	8.2

表B.3　常见钙含量较高的食物及其钙含量

单位：g/100g可食部

食物名称	含量	食物名称	含量	食物名称	含量
牛奶	104	奶酪（干酪）	799	酸奶	118
豆腐（北）	138	豆腐（南）	116	黄豆	191
豆腐丝	204	花生仁（炒）	284	虾皮	991
黑木耳（干）	247	紫菜（干）	264	海带（干）	348

表B.4　常见维生素A含量较高的食物及其维生素A含量

单位：μgRAE/100g可食部

食物名称	含量	食物名称	含量	食物名称	含量
猪肝	4972	羊肝	20972	鸡蛋	234
胡萝卜	688	西兰花	1202	菠菜	487
柑橘	148	杏	75	西瓜	75

附录C

（资料性附录）

带量食谱举例

C.1 一日三餐带量食谱举例

单位：g

	菜名	配料	6~8岁	9~11岁	12~14岁	15~17岁
早餐	馒头	面粉	90	100	110	130
	牛奶	牛奶	200	200	250	250
	煮鸡蛋	鸡蛋	50	50	75	75
	炒白菜	白菜	100	110	130	140
	食用油	花生油	5	5	5	5
午餐	米饭	大米	110	130	140	160
	鱼香肉丝	瘦猪肉	40	50	60	65
		柿子椒	50	60	65	70
		胡萝卜	50	60	65	70
	醋溜豆芽	绿豆芽	70	70	80	80
	食用油	花生油	10	10	10	10
晚餐	花卷	面粉	100	120	130	150
	莴苣炒木耳	莴苣	60	70	80	90
		木耳	15	15	20	20
	红烧鲢鱼	鲢鱼	40	50	60	60
		豆腐	30	35	40	50
	二米粥	大米	10	10	12	12
		小米	10	10	12	12
	食用油	花生油	10	10	10	15

市场监管总局办公厅关于规范使用食品添加剂的指导意见

（市监食生〔2019〕53号）

各省、自治区、直辖市及新疆生产建设兵团市场监管局（厅、委）：

为督促食品生产经营者（含餐饮服务提供者）落实食品安全主体责任，严格按标准规定使用食品添加剂，进一步加强食品添加剂使用监管，防止超范围超限量使用食品添加剂，扎实推进健康中国行动，现提出以下指导意见：

一、食品生产经营者对生产加工的食品应当制定产品标准或者确定产品配方，按照《食品安全国家标准 食品添加剂使用标准》（GB 2760）规定的食品添加剂的使用原则、允许使用的食品添加剂品种、使用范围及最大使用量或残留量，规范使用食品添加剂。

二、食品生产经营者应当加强生产加工制作过程控制，配备符合要求的计量器具，由专人负责投料，准确称量食品添加剂，并做好称量和投料记录，保证食品添加剂的使用符合产品标准或者产品配方。

三、食品生产经营者生产加工食品使用复配食品添加剂的，应当对复配食品添加剂中所包含的各单一品种食品添加剂的实际名称、含量进行确认计算，确保食品中含有的食品添加剂符合食品添加剂使用标准。

四、食品生产经营者应当加强食品原辅料控制和检验，对食品原辅料中带入的食品添加剂合并计算，防止因原辅料带入导致食品添加剂的超范围超限量使用。

五、食品生产经营者生产加工食品应当尽可能少用或者不用食品添加剂。积极推行减盐、减油、减糖行动。科学减少加工食品中的蔗糖含量，倡导使用食品安全标准允许使用的天然甜味物质和甜味剂取代蔗糖。

六、各地市场监管部门应当督促食品生产经营者落实本意见提出的要求，严格按照本意见和食品添加剂使用标准使用食品添加剂，防止超范围超限量使用食品添加剂。

七、各地市场监管部门应当加强监督检查和抽样检验，重点检查产品标准或者产品配方、原辅料及食品添加剂的采购管理和投料使用、产品检验和标签标识等，依法严厉查处超范围超限量使用食品添加剂的违法行为。

餐饮服务明厨亮灶工作指导意见

第一条 为督促餐饮服务提供者加强食品安全管理，诚信守法经营，规范公开加工过程，推动餐饮服务食品安全社会共治，根据《中华人民共和国食品安全法》有关规定，制定本意见。

第二条 本意见所称明厨亮灶，是指餐饮服务提供者采用透明、视频等方式，向社会公众展示餐饮服务相关过程的一种形式。

鼓励餐饮服务提供者实施明厨亮灶。

第三条 公开的重点内容包括厨房环境卫生、冷食类食品加工制作、生食类食品加工制作、烹饪和餐饮具清洗消毒（使用洗碗机进行清洗消毒以及提供一次性和集中清洗消毒的餐饮具除外）等。

第四条 国家市场监督管理总局负责指导餐饮服务明厨亮灶工作。

省级食品安全监管部门负责指导管理本行政区域餐饮服务明厨亮灶工作。

市、县级食品安全监管部门负责管理本行政区域餐饮服务明厨亮灶工作。

第五条 餐饮服务提供者应当主体资质合法、原料来源清晰、加工过程规范、厨房环境卫生、工具用具洁净、人员衣帽干净。

第六条 餐饮服务提供者采用透明式展示的，可通过建造透明玻璃窗、玻璃墙的方式向社会公众展示。

透明玻璃表面要光滑整洁、通透明亮，无积尘、无油垢。玻璃上的粘贴画不得遮挡视线，玻璃两侧不宜存放遮挡视线的物品。

透明玻璃要定期清洁，保持视线清晰。

第七条 餐饮服务提供者采用视频式展示的，可通过视频直播的方式向社会公众展示，要保证就餐人员在就餐场所能看到展示的内容。

第八条　餐饮服务提供者也可以将视频信息上传至网络平台。

鼓励中小学食堂、养老院食堂、集体用餐配送单位等餐饮服务提供者将视频信息上传至网络平台。

第九条　鼓励采用视频式展示的入网餐饮服务提供者将视频信息上传至其加入的网络餐饮服务第三方平台。

网络餐饮服务第三方平台要为视频信息上传、社会公众观看提供接口、展示页面。

第十条　视频直播展示的设备由视频采集设备、展示设备和储存设备三部分组成。

第十一条　摄像头安装要满足以下要求：

（一）粗加工区，可以看到该区域的卫生状况；

（二）烹饪区，可以看到地面、工作台面和设施设备干净程度，人员穿戴工作衣帽情况；

（三）专间、专用操作区域，可以看到工作台面和设施设备干净程度，人员穿戴工作衣帽情况，食品加工过程；

（四）餐饮具清洗消毒区，可以看到餐饮具回收、清洗、消毒、保洁等过程。

第十二条　餐饮服务提供者要保证采集的视频信息清晰展示在就餐场所显示屏或上传至网络平台。视频信息保存不少于7天。

第十三条　餐饮服务提供者一经启用视频展示设备，就要保证在加工制作、就餐时间设备正常运行，在该时间段不得在展示设备上改播其他内容。

第十四条　餐饮服务提供者要定期维护视频展示设备，一旦发现设备不能正常使用，要及时维修。

第十五条　餐饮服务提供者要加强内部管理，持续保持公开内容的真实、合规。

第十六条　餐饮服务提供者要在就餐场所醒目位置公布食品安全监管部门的举报电话。

　　第十七条　食品安全监管部门对餐饮服务提供者进行监督检查时，要对其明厨亮灶的情况进行检查和指导。

　　第十八条　社会公众通过明厨亮灶发现餐饮服务提供者有违法违规行为的，可以向食品安全监管部门举报。

　　食品安全监管部门对社会公众投诉举报反映的线索，要进行调查核实，属于违法行为的，及时依法处理，并反馈投诉举报人。

　　第十九条　各省、自治区、直辖市食品安全监管部门可结合本地实际，制定餐饮服务明厨亮灶工作实施方案。

　　第二十条　本意见自发布之日起施行。

市场监管总局关于加强冷藏冷冻食品质量安全管理的公告

（2020年第10号）

为落实《食品安全法实施条例》有关规定，加强冷藏冷冻食品在贮存运输过程中质量安全管理，现就有关事项公告如下：

一、贮存业务及时备案。从事冷藏冷冻食品贮存业务的非食品生产经营者，应当自取得营业执照之日起30个工作日内向所在地县级市场监管部门备案，备案信息包括冷藏冷冻库名称、地址、贮存能力以及法定代表人或者负责人姓名、统一社会信用代码、联系方式等信息。市场监管部门应当及时将相关备案信息在政府网站公布。

二、委托方履行监督义务。食品生产经营者委托贮存、运输冷藏冷冻食品的（简称委托方），应当选择具有合法资质的贮存、运输服务提供者（简称受托方），查验并留存贮存受托方的备案信息、运输受托方的统一社会信用代码等资质证明文件，建立受托方档案。审核受托方食品安全保障能力，监督受托方按照保证食品安全的要求贮存、运输冷藏冷冻食品。建立并落实冷藏冷冻食品全程温度记录制度。

三、受托方负责贮存运输质量安全管理。受托方应当按照相关标准或标签标示要求贮存、运输冷藏冷冻食品，加强贮存、运输过程管理，确保冷藏冷冻食品贮存、运输条件持续符合食品安全的要求，并按照委托方要求定期测定并记录冷藏冷冻食品温度。受托方应当留存委托方的食品生产经营许可证复印件、统一社会信用代码等合法资质证明文件，如实记录委托方的名称、地址、联系方式以及委托贮存、运输的冷藏冷冻食品名称、数量、时间等内容；运输受托方还应当如实记录收货方的名称、地址、联系方式、运输时间等内容。相关记录和凭证保存期限不得少于贮存、运输结束后2年。

四、发现问题及时报告。受托方在接受食品贮存、运输委托时，发现存在以下情形的，应当及时向所在地市场监管部门报告：

（一）委托方无合法资质的；

（二）腐败变质或者感官性状异常的食品；

（三）病死、毒死、死因不明或者来源不明的畜、禽、兽、水产动物肉类及其制品；

（四）无标签的预包装食品；

（五）国家为防病等特殊需要明令禁止生产经营的动物肉类及其制品；

（六）其他不符合法律法规或者食品安全标准的食品。

五、加大违法违规行为打击力度。各级市场监管部门要加强冷藏冷冻食品安全监督检查，发现违法违规行为的，要依法严肃查处，同时追查冷藏冷冻食品来源和流向，涉及种植养殖、进出口、运输环节的，及时将违法违规情况通报农业农村、海关、交通运输等相关部门。涉嫌犯罪的，按规定将线索移交公安机关。

本公告自发布之日起实施。

市场监管总局办公厅关于加强冷藏冷冻食品经营监督管理的通知

（市监食经〔2018〕58号）

各省、自治区、直辖市及新疆生产建设兵团食品药品监督管理局（市场监督管理部门）：

为切实加强冷藏冷冻食品监督管理工作，进一步预防食品安全风险，保障广大人民群众身体健康，规范冷藏冷冻食品经营秩序，严厉打击违法违规行为，保障冷藏冷冻食品质量安全，现将有关要求通知如下。

一、严格落实经营者主体责任

各地食品药品监督管理部门要督促冷藏冷冻食品经营者严格按照《中华人民共和国食品安全法》等法律法规要求，依法取得营业执照、食品经营许可证等合法主体资格，严格落实进货查验和记录制度，全面履行主体责任义务，切实提升食品安全保障能力和水平。经营者应当在经营和储存场所设置或租赁与其经营的冷藏冷冻食品品种、数量相适应的设施设备，保持场所环境整洁，并与有毒、有害场所以及其他污染源保持规定的距离，防止食品污染。要制定针对经营环境、经营人员、冷藏冷冻设备、设施等的自查制度，记录并存档自查结果。依法如实记录批发食品的名称、数量、购货者名称、地址、联系方式等内容，并保存相关凭证。依据国家相关法律法规及标准，对入库冷藏冷冻食品进行符合性验证和感官抽查，并查验运输冷藏车（厢）内温度的记录、测定食品的中心温度，经验收合格后的食品方可入库，不得接收不符合验收标准的食品。

进口的冷藏冷冻食品应当符合我国法律、行政法规的规定和食品安全国家标准的要求，并载明储存条件。

销售分装的进口冷藏冷冻食用农产品，应当在包装上保留原进口食品全部信息以及分装企业、分装时间、地点、储存条件、保质期等信息，并保存原包装备查。

二、加强日常监管和监督抽检

各地食品药品监督管理部门要组织开展对冷藏冷冻食品经营场所的现场检查，重点检查冷藏冷冻食品和食用农产品的来源、数量和销售去向，严格核查进货查验记录、冷藏冷冻食品的质量安全证明以及批发经营者销售记录等资料；要根据冷藏冷冻食品的温控特点检查温度动态信息记录情况和涉及温控设备技术的设置、运行、维护、校验等情况；并检查从业人员健康管理、食品安全培训情况等冷藏冷冻食品经营制度落实情况。同时，要检查冷库经营者制度落实情况，针对检查情况适时开展监督抽检，在抽检过程中发现的可能存在安全隐患的冷藏冷冻食品，及时反馈属地监管部门。

三、严厉打击违法违规行为

各地食品药品监督管理部门要强化对冷藏冷冻食品和食用农产品经营、贮存等场所的监督检查。对检查发现的不明来源冷藏冷冻食品、食用农产品，应责令货主提供真实合法的来源证明材料。凡不能提供合法来源证明的，入出库数量与记录不符的，来源及销售去向不明的，编造、篡改相关记录的，应依法依规严肃处理。及时追查冷藏冷冻食品来源和流向，建立健全案件查办线索的信息通报和移送机制，及时通报所涉地市场监督管理部门；对涉嫌走私的，要及时移送海关，涉嫌其他犯罪的，要及时移送公安机关。

四、强化社会监督

各地食品药品监督管理部门要及时发布食品安全风险预警和消

费提示，引导消费者科学购买、安全消费。要主动发布本地区冷藏冷冻食品安全监管措施、工作进展及取得成效，加大对典型案例的曝光力度，震慑违法犯罪分子。要畅通公众监督和舆论监督渠道，对各方反映的冷藏冷冻食品安全问题，要及时核查处置。要充分发挥行业协会作用，引导社会各方共同监督冷藏冷冻食品经营行为，共同打造良好规范的市场环境。

关于餐饮服务提供者禁用亚硝酸盐、加强醇基燃料管理的公告

（原国家食品药品监督管理总局公告2018年第18号）

为防止误食亚硝酸盐导致食物中毒、误饮甲醇导致人身伤亡，保障人民群众身体健康和生命安全，现就餐饮服务提供者禁用亚硝酸盐、加强醇基燃料管理公告如下：

一、禁止餐饮服务提供者采购、贮存、使用亚硝酸盐（包括亚硝酸钠、亚硝酸钾），严防将亚硝酸盐误作食盐使用加工食品。

二、餐饮服务提供者应尽量采购使用乙醇作为菜品（如火锅等）加热燃料。使用甲醇、丙醇等作燃料，应加入颜色进行警示，并严格管理，防止作为白酒误饮。

三、各级食品药品监管部门要加强对餐饮服务提供者的指导和检查，发现违反本公告规定的，一律依法严肃查处。

特此公告。

关于疫情防控期间进一步加强食品安全监管工作的通知

（市场监管总局办公厅于2020年2月11日发布关于疫情防控期间进一步加强食品安全监管工作的通知）

各省、自治区、直辖市及新疆生产建设兵团市场监管局（厅、委）：

为贯彻党中央、国务院关于新型冠状病毒肺炎疫情防控工作的决策部署，落实市场监管总局疫情防控工作电视电话会议精神，坚决打赢疫情防控阻击战，切实保障人民群众身体健康和生命安全，现就加强疫情防控期间重点环节、重点场所食品安全监管工作通知如下：

一、督促食品经营者自查自纠。切实加大对餐饮单位、商场超市、农（集）贸市场等食品经营重点场所监督检查力度，督促食品经营者严格落实食品安全主体责任。一要严格执行食品和食用农产品进货查验要求，不采购来源不明、过期、腐败变质、掺杂掺假等不符合食品安全标准的食品；二要加强库存食品质量安全管理，及时清理过期和变质的食品及原料，保障经营的食品质量安全；三要严格执行禁止野生动物及其制品交易的相关规定，严禁采购、经营、使用野生动物肉类及其制品，餐饮服务单位不得经营野生动物菜肴。

二、着力防范散装食品和冷藏冷冻食品安全风险。严格检查散装食品和冷藏冷冻食品经营行为，防范疫情传播风险。一是对销售散装直接入口食品的，要重点检查销售者是否使用加盖或非敞开式容器盛放，是否采取相关措施避免消费者直接接触散装直接入口食品。鼓励食品经营者设置提示标识，减少散装直接入口食品的直接触摸。二是对销售冷藏冷冻食品的，要重点检查销售者是否按照标签标示或温度等要求摆放售卖，是否确保食品持续处于保障质量安全的温度环境。三是重点检查食品经营者在销售活动中是否佩戴手套、口罩，避免交叉污染和接触传播。

三、突出加强餐饮服务卫生和从业人员健康检查。督促指导餐饮服务提供者严格执行《餐饮服务食品安全操作规范》，保障加工制作食品安全。重点检查：一是从业人员是否按要求和规范洗手。二是餐饮单位是否每天对就餐场所、保洁设施、人员通道、电梯间和洗手间等进行消毒，洗手间是否配备洗手水龙头及洗手液、消毒液，是否保持加工场所和就餐场所的空气流通，是否定期对空气过滤装置进行清洁消毒。三是加工制作食品是否做到烧熟煮透、生熟分开、荤素分开，熟制食品中心温度是否达到70℃以上，以及是否确保餐用具清洗消毒后使用。

四、加大网络餐饮服务食品安全风险排查。加强对网络餐饮服务第三方平台提供者和入网餐饮服务提供者食品安全的监督检查。一是严格检查是否对送餐人员开展岗前健康检查，配备防护用具，是否严禁患有发热等病症人员从事网络送餐等。二是严格检查网络订餐外送餐食的保温箱、物流车厢及物流周转用具是否进行每天清洁消毒，对食品盛放容器或包装是否进行封签，严防送餐过程交叉感染。

五、严密防范活禽市场及禽类食品安全风险。一是对存在活禽交易的农贸市场开办者，要严格检查其是否建立入场活禽销售者档案，是否要求入场活禽及禽肉销售者挂牌经营，标明活禽及禽肉生产地、动物检疫合格证明等内容。二是对采购、销售活禽及禽肉的食品经营者，要检查是否具有动物检疫合格证明，是否存在采购销售来源不明、无法提供动物检疫合格证明的活禽及禽肉产品的行为。

六、要充分发挥食品安全社会共治作用。鼓励企业、商家积极参与市场监管总局保价格、保质量、保供应"三保"行动，把责任挺在前面，用良心做好食品，众志成城抗击疫情。

各地市场监管部门要切实加大疫情防控期间餐饮单位、商场超市等重点场所食品安全风险排查力度，加大对粮油菜、肉蛋奶等生活必需品的抽检工作，做好食品安全投诉举报信息的及时处理。对发现的违法违规行为，要依法从严从快从重查处，涉嫌违法犯罪的，要及时移送司法机关，要加强一线监管人员的安全防护，关心执法人员身心健康，全力以赴战疫情、保安全。

关于统筹做好疫情防控和春季学校食品安全工作的通知

（市场监管总局办公厅　教育部办公厅　公安部办公厅，市监食经函〔2020〕406号）

各省、自治区、直辖市及新疆生产建设兵团市场监管局（厅、委）、教育厅（委、局）、公安厅（局）：

当前，国内新冠肺炎疫情防控形势持续向好，各地正在根据疫情分区分级精准有序扎实推动复工复产，少数地区的学校和幼儿园（以下统称学校）已陆续开学开园。为贯彻落实习近平总书记重要指示精神，按照党中央、国务院关于统筹推进疫情防控和经济社会发展工作的决策部署，现就统筹做好疫情防控和春季学校食品安全工作通知如下：

一、各地市场监管、教育、公安等部门要在当地党委政府的组织领导下，落实食品安全责任制，统筹研究部署疫情防控和春季开学学校食品安全工作，制定方案，细化措施，将工作抓紧抓实抓细。

二、各地市场监管、教育部门要督促校外供餐单位和学校，根据国务院联防联控机制《关于依法科学精准做好新冠肺炎疫情防控工作的通知》（以下称《通知》）有关学校新冠肺炎疫情防控技术方案要求，认真做好疫情防控，并按照食品安全法律法规的规定，落实食品安全主体责任，强化食品安全管理，定期开展食品安全自查自纠。

三、各地市场监管、教育部门要督促校外供餐单位和学校，按照《通知》有关要求，认真排查从业人员健康状况，严格采用蒸煮、热力消毒柜消毒等多种方式消毒餐饮具，保持加工制作和就餐场所清洁卫生，定期通风换气。

四、各地市场监管、教育部门要督促校外供餐单位和学校全面核查清理所有食品原料，重点是已开封使用的食品原料，防止过期变质。校外供餐单位和学校要按照《餐饮服务食品安全操作规范》要求，保证食物烧熟煮透，生熟分开。熟食加工的中心温度达到70℃，分开存放和使用接触生熟食品的工具用具。

五、各地市场监管部门要进一步加大校外供餐单位、学校及学校周边食品安全监督检查力度和频次，依法严惩重处食品安全违法违规行为，及时向公安机关移送涉嫌犯罪的食品安全案件。

六、各地教育部门要加强学校食品安全管理，督促学校落实食品安全校长（园长）负责制，及时排查和消除学校食堂食品安全风险隐患。

七、各地公安机关要依法严厉打击学校及学校周边食品安全犯罪行为，及时受理、依法立案侦查市场监管等部门移送的涉嫌犯罪的食品安全案件。

请各省市场监管部门、教育部门、公安机关于当地学校开学后1个月内将春季学校食品安全工作情况分别报送市场监管总局食品经营司、教育部体育卫生与艺术教育司、公安部食品药品犯罪侦查局，重大问题及时报告。

关于印发营养与健康学校建设指南的通知

（国家卫生健康委办公厅 教育部办公厅 市场监管总局办公厅
体育总局办公厅，国卫办食品函〔2021〕316号）

各省、自治区、直辖市及新疆生产建设兵团卫生健康委、教育厅（教委、教育局）、市场监管局（厅、委）、体育局（厅），国家卫生健康委有关直属和联系单位，有关学会、协会：

为贯彻落实《健康中国行动（2019—2030）》合理膳食行动、《国民营养计划（2017—2030）》和《学校食品安全与营养健康管理规定》，适应儿童青少年生长发育需要，推动学校营养与健康工作，规范学校营养与健康相关管理行为，国家卫生健康委、教育部、市场监管总局、体育总局联合组织制定了《营养与健康学校建设指南》。现印发给你们，请依职责抓好实施。有关工作要求如下：

一、各部门要按照《健康中国行动（2019—2030）》合理膳食行动和《关于落实国民营养计划（2017—2030）的分工实施方案》（国卫办食品函〔2017〕1027号）职责分工，认真对照落实本部门责任，积极宣传、广泛发动，合力推进营养与健康学校试点建设工作。

二、各地区要通过试点先行、以点带面，逐步在辖区全面推广营养与健康学校建设工作，通过建设活动，切实推动辖区学校营养健康饮食服务整体水平的提升。要定期总结，交流经验，分析研究问题，结合地方特点不断完善实施策略，更好地适应儿童青少年日益增长的营养健康需求。

指南实施过程中取得的进展、遇到的问题，请及时报告国家卫生健康委及相关主管部门。